Hokusoh HEMS
standard operating procedure

編集・日本医科大学千葉北総病院
救命救急センター/ショック・外傷センター

へるす出版

■ 編　集 ■

日本医科大学千葉北総病院
救命救急センター/ショック・外傷センター

センター長　松本　尚

■ 執筆者一覧 ■

▶ 日本医科大学千葉北総病院
救命救急センター/ショック・外傷センター ◀

原　　義明	齋藤　伸行
益子　一樹	八木　貴典
飯田　浩章	本村　友一
岡田　一宏	中山　文彦*
安松比呂志	阪本　太吾
瀬尾　卓生	久城　正紀
山本真梨子	太田黒崇伸
市川　頼子	大森　章代

* 現 日本医科大学多摩永山病院救命救急センター

▶ 朝日航洋株式会社 ◀

明田　康誠	草間　裕義
関口　英男	髙雄　一臣
益戸　秀樹	山本　瑞樹
横田　英己	

▌▌巻 頭 言 ▌▌

　日本医科大学千葉北総病院の救命救急センター/ショック・外傷センター(以下，北総救命) が運営する北総ドクターヘリ (北総 HEMS；helicopter emergency medical service) は，2001 年 10 月の運航開始以来，千葉県北中部～茨城県南部を主たる出動範囲としてその出動件数を順調に伸ばし，2018 年 10 月末で出動件数 14,000 回超を数えるまでに成長しました。この間，多数の重症患者の診療に大きな成果を上げ，とくに，わが国トップクラスを誇る重症外傷に対する治療成績は，ドクターヘリシステムによって支えられてきたことは間違いありません。また，北総救命では自施設のみならず，ドクターヘリに搭乗する他施設の医師・看護師の研修も広く受け入れており，現在，全国で運航されているドクターヘリ事業の展開にも大きく貢献してきました。

　しかしながら，基地病院数や搭乗スタッフ数はそろそろ充足する時期となり，ドクターヘリに関する右肩上がりの "量的" な発展も終息を迎えつつあります。これからは，運航の安全や良質な診療など，ドクターヘリシステム全体の "質的" な維持をどのように担保するか，そのガバナンスの実践が各基地病院の課題となります。

　北総 HEMS では，現場での診療に関しては，運航開始当初から出動医師の "裁量" を優先してきました。その方針は今でも変わるものではありません。しかし，診療や運用の質的保証のためには，"裁量" の前提としての "標準化" が求められます。まずは，誰が出動しても同質の医療や活動が提供されてこそ，その先に北総救命の掲げる「Beyond the Theory」が存在するのです。

　そこで北総 HEMS では，2014 年 4 月に「Hokusoh HEMS―standard operating procedure (SOP)」を作成し，運用方法や安全管理，病院前救急診療などに関するスタッフのためのガイドラインを定めました。その後，われわれの経験値も増え，またこの間に新たな課題も議論されるようになったため，2016 年 4 月には「SOP」の改訂を行いました。本書はこの改訂版に追記を行い，ドクターヘリによる病院前救急診療にかかわる方々に広く「SOP」を伝えることを目的に作られたものです。北総 HEMS の「SOP」よりも書籍としての体裁に仕上がっていますが，その分だけ詳細な説明がなされています。また，内容によっては千葉県や北総救命の事情に基づいて記述されている部分もありますが，読者の皆さまにはそれぞれの地域・施設に置き換えて理解していただければと思います。

　本書が，これまで以上に安全で質の高い病院前救急診療を提供するための，文字通り standard となり，いずれはわが国のドクターヘリシステムの bible となることを期待しています。

2018 年 11 月

日本医科大学救急医学 教授
日本医科大学千葉北総病院救命救急センター/ショック・外傷センター

松 本　　尚

SOP CONTENTS

▶ I 章　基本事項 ◀

1　医師派遣システムの目的 ———————————————— 2
2　千葉県ドクターヘリの体制 ——————————————— 4
3　ドクターヘリ運航にかかわる法規と「管制圏」————————— 9
4　日常業務 ————————————————————————— 11
5　職種別の役割
　　a. 医師（フライトドクター，CS 担当医師）————————— 13
　　b. 看護師（フライトナース）—————————————— 14
　　c. 機長，整備士，CS ————————————————— 17
6　指揮系統 ———————————————————————— 23
7　安全確保 ———————————————————————— 26
8　情報管理・伝達 ————————————————————— 31
9　搬　送 ————————————————————————— 37
10　ミッションコントロール ———————————————— 41
11　他職種との連携 ————————————————————— 48
12　現場での死亡確認 ———————————————————— 50
13　オブザーバーへの注意事項 ——————————————— 51
14　ラピッドレスポンスカー ———————————————— 52

▶ II 章　現場診療 ◀

1　共通の基本手技
　　a. 気道確保 ——————————————————————— 56
　　b. 換　気 ——————————————————————— 60
　　c. 輸液路確保と輸液投与 ———————————————— 62
　　d. 鎮痛・鎮静の方針 —————————————————— 66

Hokusoh HEMS standard operating procedure

2　外傷治療手技
- a. 胸腔ドレナージ，胸腔開放術（仮称） ──── 68
- b. 止　血 ──── 70
- c. 蘇生的開胸術 ──── 73
- d. 心囊切開，胸腔内止血術 ──── 76
- e. 四肢切断 ──── 78
- f. 骨盤評価・固定 ──── 81
- g. 頸椎・四肢固定，脊柱運動制限 ──── 85

▶Ⅲ章　症例別対応◀

- 1　外傷症例 ──── 90
- 2　その他の外因性症例 ──── 97
- 3　内因性症例
  - a. 脳血管障害 ──── 102
  - b. 心大血管疾患 ──── 105
  - c. 気管支喘息 ──── 109
  - d. 内因性心肺停止（難治性心室細動） ──── 110
- 4　小児症例 ──── 112
- 5　妊婦症例 ──── 124
- 6　不穏症例 ──── 130
- 7　多数傷病者事案 ──── 131

▶Appendix◀

- 1　MD902 の特徴・スペック ──── 136
- 2　携行資器材・医薬品 ──── 137
- 3　テクノロジー ──── 143
- 4　北総 HEMS 教育プログラム ──── 148

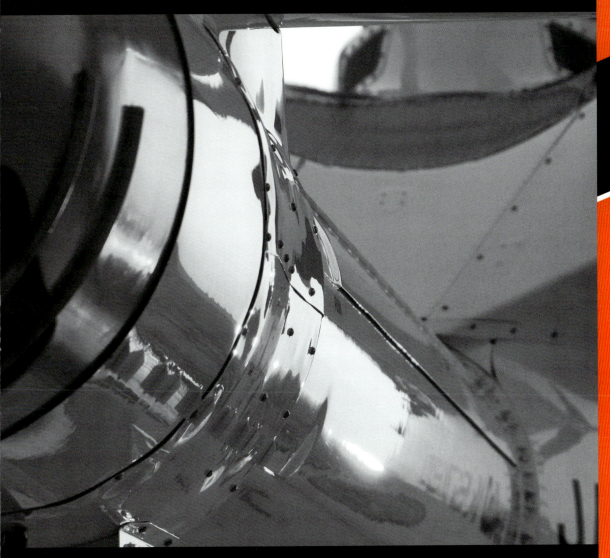
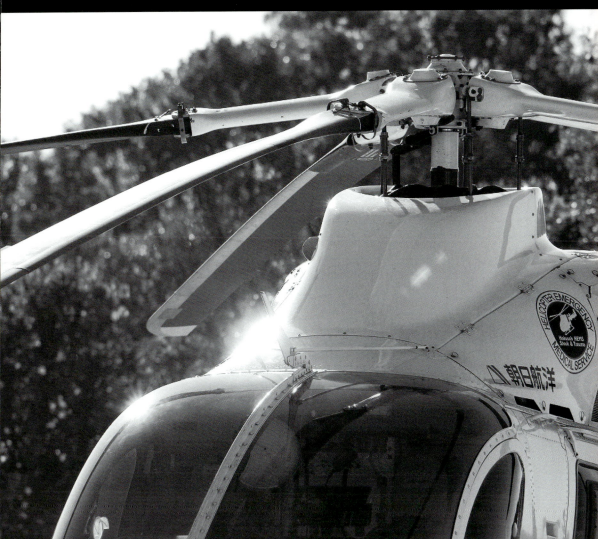

I 章
基本事項

▶ Ⅰ章　基本事項 ◀

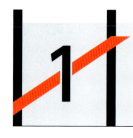

医師派遣システムの目的

　救命救急医療は「時間との戦い」である。時間の経過とともに、活動性出血であれば出血量が増し、呼吸不全であれば低酸素が進行し、ショックであれば臓器灌流障害が進行する。この「時間との戦い」は、患者が病院に到着する前からすでに始まっている。

　病院前における救命救急医療の質向上を目指して、わが国では2つのシステムが並行して整備されてきた。1つは救急救命士制度とその処置範囲拡大であり、もう1つが救急現場への医師派遣システムである。ドクターヘリ、ラピッドカー、ドクターカーなどの医師派遣システムの存在意義は、「救急救命士制度のみでは達成できない病院前救急医療を実践すること」にある。

　医師派遣システム（ここでは"医師を含む医療チームを病院前に派遣すること"をいう）によって、具体的には3つのことが可能になる（表1）。1つは、救急救命士には不可能な医療処置や薬剤投与を行うこと、2つめは、救命救急医療に精通した医師が早期に病態を評価することにより適切な搬送先を決定すること、そして最後に、情報提供を行うことによって搬送先病院内の人員招集と治療準備を進めることである。かといって、すべての医療機関が近隣の救急現場に医師派遣を行えば救急医療が高度化する、ということではない。病院前で展開される医療行為は救急外来における医療と比較して以下のような点で大きく異なっており、高い専門性（specialty）が求められるからである。

　(1) 人　員：医師1〜2名、看護師1名を基本単位とした活動であるため、同時にできることは限られている。
　(2) 環　境：救急車内もしくは災害現場など、悪環境下での活動になる。
　(3) 資器材：病院前に持ち出せる資器材は限られている。
　(4) 時　間：現場で多くの処置を行おうとすればするほど、根本治療が遅延する。

　このような医師派遣システムのなかでも、ドクターヘリはさらに大きな役割を担う。表1に示した医師派遣システムの3つの目的に加えてドクターヘリには、①アクセス不良地域を含めた迅速な患者接触、②広域医療圏の構築、という意義がある。直線距離50 kmを15分圏としてカバー可能なドクターヘリは、単純に医療スタッフや患者の搬送時間を短縮するばかりでなく、離島や山岳などアクセス不良地域への迅速な医療提供を可能にする。これらの機動性・広域性を最大限活用すれば、従来の行政区や医療圏の境を越えた広域医療圏を構成することが可能となる。

　現在のわが国の救急医療は、二次医療圏・三次医療圏を基盤に構成されており、その医療圏内で

表1 医師派遣システムの目的

1. advanced prehospital care
救急隊・救急救命士には実施不可能な医療行為の実施、投与不可能な薬剤の投与
2. advanced field triage
救命救急医による高度な病態評価と、救命治療後の結果をふまえた病院選定
3. prehospital alert
病院前の患者情報に基づく搬送先病院内の人員招集と治療準備

の完結を目標に計画されているものの，すべての疾患群において直近の救命救急センターでの治療完結が担保されているとはいえない。地域による差異はあるものの，重症小児，周産期，大血管疾患，多発外傷，広範囲熱傷などは一般に頻度が少なく，特殊性が高い。ドクターヘリはこのような症例群の集約化に寄与することもできる。しかしその集約化効果は，「ヘリコプターが存在すること」のみで達成できるものではなく，「ヘリコプターを中心にどのような医療体制を構築するか」に懸かっている。基地病院の院内体制整備や，消防に対するメディカルコントロール体制構築，行政の広域医療圏に対する十分な理解と支援などが伴って，はじめてドクターヘリの最大能力が発揮される。

地域の"希望の翼"ともいうべきドクターヘリ事業を，"持ち腐れた宝"にしてはならない。

▶Ⅰ章　基本事項◀

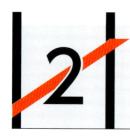

千葉県ドクターヘリの体制

　ドクターヘリは救急医療の核となるシステムツールである。
　千葉県の救急医療体制は「二次救急医療圏」と「メディカルコントロール体制」を中心に整備されてきているが，ドクターヘリの機動力はこれら従来のエリア概念を越えた広域の活動を容易にし，必ずしもこれまでの医療体制を踏襲しない。しかし，それはあくまで「最適な医療を提供するため」という前提下のものであり，安易なエリア外への搬送は各地域の基幹病院を中心とした救急医療体制に混乱を与えかねないことにも留意しなければならない。とくにフライトドクターは，県の救急医療体制，搬送先医療機関の機能や地域性などに関する十分な知識を備えていることが必須である。

千葉県の救急医療体制とドクターヘリ

　2018年4月1日現在，千葉県には10のメディカルコントロール協議会があり，表2に示す消防本部から構成されている。さらに千葉県は，その全域を2機のドクターヘリでカバーしている。北部の北総ドクターヘリ（日本医科大学千葉北総病院）は表2に示した「1.」～「6.」の消防に加えて山武郡市消防を，南部の君津ドクターヘリ（君津中央病院）は長生郡市消防に加えて表2に示した「8.」～「10.」の消防をそれぞれ第一要請エリアとし，出動不能および2機のドクターヘリを要する事案においては，他方を要請してエリア外出動することが可能となっている。
　また北総ドクターヘリの50km圏内には茨城県南部が広く含まれており（図1），茨城県南部の消防〔鹿島地方消防（南部地域），鹿行広域消防（南部地域），稲敷広域消防（南部地域），取手消防，常総広域消防〕においては，北総ドクターヘリが第一要請エリアとなっている。このように自県にドクターヘリをもちながら，地域によって隣県ドクターヘリを第一要請に設定しているエリアは，日本全国でもまだ少数にとどまっている。

表2 千葉県のメディカルコントロール体制

協議会名	構成消防本部	
1. 東葛北部	野田市，柏市，我孫子市，流山市，松戸市	
2. 東葛南部	船橋市，習志野市，八千代市，鎌ケ谷市	
3. 東葛湾岸	浦安市，市川市	
4. 印旛	印西地区，成田市，佐倉市八街市酒々井町，富里市，四街道市，栄町	
5. 東部地域	銚子市，旭市，香取広域市町村圏，匝瑳市横芝光町	
6. 千葉市	千葉市	
7. 山武長生	山武郡市	長生郡市
8. 市原市	市原市	
9. 君津	君津市，木更津市，袖ケ浦市，富津市	
10. 安房	安房郡市，夷隅郡市	

2 千葉県ドクターヘリの体制

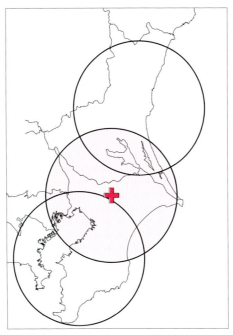

図1 北総ドクターヘリの管轄地域

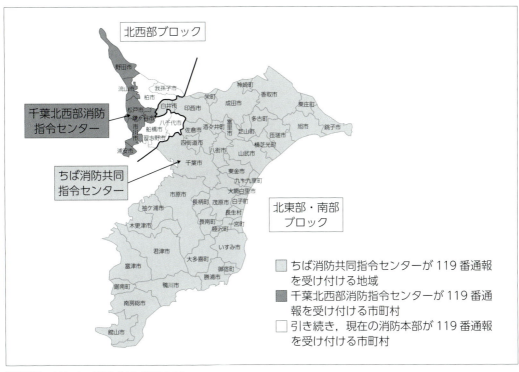

図2 千葉県の消防指令業務区分

　千葉県は2014年より消防指令業務の共同化を県レベルで進めている（図2：全国でも先進的な試みである）ため、大部分のドクターヘリ要請は共同指令センターからなされている。2015年12月より茨城県も指令業務を共同化しており、北総ドクターヘリ運航エリア内では、ほとんどの地域において共同指令センターから要請される可能性がある。当初、消防指令業務が共同化された影響としては、消防を越えた車両の支援が容易になる一方で、指令員が地域事情を必ずしも熟知しているわけではないため、ランデブーポイントの設定に混乱が生じる、などがあげられていたが、現在ではほぼ問題なく運用されるようになった。ドクターヘリ運用においてもっとも大きなインパクト

▶ I章　基本事項 ◀

表3 千葉県内の救命救急センター

	高度救命	ヘリポート	災害拠点	医師派遣
松戸市立総合医療センター		屋上	拠点	ラピッドカー
東京慈恵会医科大学附属柏病院			拠点	
東京女子医科大学八千代医療センター		屋上	拠点	
順天堂大学医学部附属浦安病院			拠点	ラピッドカー
船橋市立医療センター			拠点	ドクターカー
日本医科大学千葉北総病院		地上	基幹	ドクターヘリ/ラピッドカー
成田赤十字病院		屋上	拠点	
国保旭中央病院		地上	基幹	
千葉県救急医療センター	高度		拠点	消防ヘリによるピックアップ
東千葉メディカルセンター		地上	拠点	
帝京大学ちば総合医療センター		屋上	拠点	
君津中央病院		地上	基幹	ドクターヘリ
亀田総合病院		地上	基幹	ラピッドカー

は，「指令業務」に特化したセンターの存在によって，指令員の判断によるドクターヘリ要請が活性化され，要請件数が増加したことである。

　千葉県内の救命救急センターは**表3**に示す通りであるが，搬送先決定を担うフライトドクターは，救命救急センターに限らず各基幹病院の地理的・機能的特徴を常に把握しておかなければならない。敷地内ヘリポートの有無（地上か屋上かについても），災害拠点病院か，ラピッドカー/ドクターカーによる医師派遣システムを備えているかなどの知識は必須である。一例として，敷地内ヘリポートをもっていない病院への搬送は，移動時間のロスが発生するため最重症例では避けるべきであるし，高層階の屋上ヘリポートは強風時に安全面から使用できない場合がある。

ドクターヘリ要請基準

　ドクターヘリの要請は，基本的には消防機関から行われなければならない。転院搬送で病院同士の話し合いで決定しているような場合でも，あらかじめ国土交通省の許可を受けたヘリポート（飛行場，場外離着陸場）間の移動である場合を除き，必ず地元消防や指令センターを介在させ，消防からの要請という形をとらなければならない。

　現場出動においては，消防の覚知～出動～接触～搬送までのいずれかの段階で，該当する消防職員から要請されるが，具体的な要請形式には，①指令室の入電情報による要請（覚知要請），②出場途上の救急隊・指揮隊などによる入電情報，現場情報などからの要請（現着前要請），③接触した救急隊・支援隊などからの患者情報に伴う要請（接触後要請）などがある（**表4**）。早期の要請ほど医師接触時間は短縮されるが，情報は不確実となる。

　消防には**表5**に示す千葉県ドクターヘリ要請基準が周知されている。この要請基準は非常にあいまいな文章となっているが，これはオーバートリアージを容認し，確実な情報がなくとも迅速に迷わずドクターヘリを要請可能とするためである。

■ 2 千葉県ドクターヘリの体制

表4 ドクターヘリの要請形態

	要請の根拠	迅速性	情報の信頼度
①覚知要請	入電情報から指令員が要請するもの	早い	不正確
②現着前要請	出場指令を受けた救急隊が，途上で入電情報や現場情報から要請するもの	↕	↕
③接触後要請	患者に接触した救急隊・支援隊が要請するもの	遅い	正確

表5 千葉県ドクターヘリ要請基準

- 生命の危険が切迫しているか，その可能性が疑われるとき
- 重症患者であって搬送に長時間を要することが予想されるとき
- 特殊救急疾患（重症熱傷，多発外傷，指肢切断など）で搬送時間の短縮をとくに図るとき
- 救急現場で緊急診断処置に医師を必要とするとき

覚知要請とそのキャンセル

　ドクターヘリの有効性の1つに時間短縮効果がある。医師接触時間，治療開始時間などを短縮するために消防と種々の調整を行ってきているが，覚知要請はその1つであり，119番入電時に通信指令員がドクターヘリ要請を判断する。通信指令員は救急救命士・救急隊員と同等の医学的な判断が可能とは限らないため，迷わず要請できるようキーワードを設定し，そのキーワードに該当した場合にドクターヘリを要請するようにしている地域が多くなっている。しかし，一般人からの119入電は情報の質が低く，指令員の「聞き返し」やこれまで以上のオーバートリアージ容認が重要となっており，通信指令員ごとの「ドクターヘリ要請の"質"」の格差がみられるようにもなってきた。千葉県では通信指令員の混乱を防ぐため，北総ドクターヘリと君津ドクターヘリの覚知要請キーワードを揃え，記録に残すようにしている（図3）。

　ただし覚知要請においては，要請の迅速性ゆえに救急隊の現場活動中にドクターヘリが上空に到達することが多いため，活動隊との無線交信や情報共有が困難となりやすいうえに，現場直近着陸や現場進出などの複雑なミッションコントロール（p.41参照）が必要となるなどの困難性をはらんでいる。

　また，覚知要請の有効性を最大限発揮するには，軽症例を適切にキャンセルすることが必要であるが，現状ではすべての救急隊がキャンセルを不安なく行っているとはいえない。今後も継続した働きかけが必要であり，適切にキャンセルされた事例に対して「このような軽症例で要請するな」などとは決して言ってはならない。

▶Ⅰ章　基本事項◀

発生日＿＿＿＿＿　年齢＿＿＿＿　性別　男　・　女　　ID：＿＿＿＿＿

外因キーワード

1. 転落・墜落＿＿＿＿＿m 下は（＿＿＿）
2. 交通事故
　　①自動車
　　　・横転　・閉じ込め　・車外放出
　　　・同乗者死亡　・高速道路上
　　②二輪車　高速での単独事故
　　③歩行者・二輪車　×　車
3. 鉄道車両との接触
4. 鋭的（刺した　刺された　銃創）

5. 四肢切断・不全切断（指以外）

6. 機械巻き込まれ　重量物挟圧　下敷き

7. 多数傷病者事案が疑われるとき
　　爆発　列車事故　バス事故　飛行機 etc

8. 広範囲の　熱傷　電撃傷

9. 窒息　・　溺水，意識無し
　　　　（明らかな成人 CPA を除く）

内因キーワード　　　　成人 CPA は原則的に覚知要請基準に含まない

1. 脳血管障害疑い（発症時間＿＿＿＿＿）
　　①3 時間以内発症の麻痺
　　　　　動かない　呂律障害
　　②1 人で動けない急性発症の頭痛
2. 胸痛　（発症時間＿＿＿＿＿）
　　20 分以上持続　突然発症
　　胸背部痛　放散痛　心疾患既往
3. 吐下血
　　意識障害合併　ショック合併

4. アナフィラキシー疑い
　　皮膚発赤　呼吸困難　ショック合併

5. 呼吸困難（心・呼吸器疾患　の既往）

6. 目撃ある卒倒

7. 5 分以上持続する痙攣
　　（明らかな熱性痙攣除外）

その他指令判断　　判断理由＿＿＿＿＿

覚知時刻＿＿＿＿＿　要請時刻＿＿＿＿＿　出場救急隊・支援隊
　　　　　　　　　　　　　　　　　　　　救急隊＿＿＿＿＿　　支援隊＿＿＿＿＿

要請機関＿＿＿＿＿　　　　　　　　　非要請理由＿＿＿＿＿
　北総 DH　君津 DH　他

■図3　千葉県ドクターヘリ覚知要請のキーワードとチェックシート

▶Ⅰ章　基本事項◀

3 ドクターヘリ運航にかかわる法規と「管制圏」

ドクターヘリと航空法

　ヘリコプターを含む航空機は，航空法で以下のように禁止事項が定められている。
- 第79条：空港以外の場所の離着陸は禁止（国土交通大臣の許可を受けた場合は除く）。
- 第80条：飛行禁止区域（および制限区域）は飛行禁止。
- 第81条：離着陸を行う場合を除いて，最低安全高度以下での飛行は禁止。

　ただし，捜索または救助のための特例が第81条の2で定められており，航空機の事故・海難などの捜索・救助を行う航空機は，上記3条の適用を受けない。この第81条の2が適用となる航空機は，航空法施行規則第176条で下記のように定められている。
　一　国土交通省，防衛省，警察庁，都道府県警察又は地方公共団体の消防機関の使用する航空機であつて捜索又は救助を任務とするもの
　二　<u>前号に掲げる機関の依頼又は通報により</u>捜索又は救助を行なう航空機
　三　救急医療用ヘリコプターを用いた救急医療の確保に関する特別措置法（平成十九年法律第百三号）第五条第一項に規定する病院の使用する救急医療用ヘリコプター（同法第二条に規定する救急医療用ヘリコプターをいう。）であつて救助を業務とするもの

　法的な解釈として，通常ドクターヘリは上記第二項の下線部「消防機関からの通報」を根拠として航空法の適用除外を受け，ランデブーポイントおよび現場直近での離着陸を行っている。

1. ランデブーポイント
　ヘリコプターが安全に離着陸できる場所を各市町村の消防機関が選定し，運航会社の基準に適合した場所を「ランデブーポイント」として登録している（千葉県内には約1,000カ所）。

2. 現場直近
　消防機関・警察・医師は，傷病者が所在する場所の近傍に離着陸に適すると判断できる場所があり，既存のランデブーポイントを使用するよりも医療スタッフと傷病者の接触に有利と判断した場合，ランデブーポイント以外の場所を着陸場所として設定できる（図4）。現場直近着陸は，医師・消防機関・機長の三者が合意した場合にのみ実施できる。ただし，当該場所に着陸できない場合を想定して，ランデブーポイントから予備の離着陸場を選定し，関係機関で情報を共有しておく。

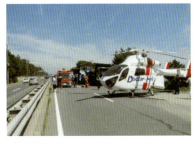
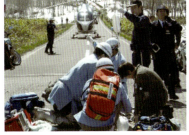

▮図4　現場直近着陸の例

▶Ⅰ章　基本事項◀

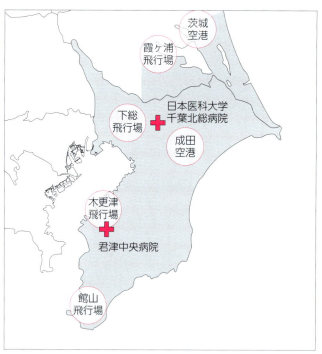

図5　千葉県ドクターヘリが関係する空港・飛行場の管制圏

空港周辺（航空交通管制圏内）での飛行

　航空交通が輻輳する空港には，その中心から半径9キロ（5マイル）の空域に「航空交通管制圏」（以下，管制圏）が告示で指定され，航空交通管制官（以下，管制官）が配置されている。この管制圏内では，空港で離発着を行う航空機以外の飛行は原則認められない。

　日本医科大学千葉北総病院の周辺には成田国際空港や海上自衛隊下総航空基地があり，それぞれ管制圏が指定されている（図5）。ドクターヘリの管制圏内での飛行は，管制官の許可を受け，その管制指示（飛行経路や飛行高度など）に従って飛行することで可能となる。

　管制圏内のランデブーポイントの登録は，事前に管制機関とランデブーポイントの番号と位置情報を共有して行われる。管制圏を飛行しなければならない要請を受けた運航管理者（communication specialist；CS）は，速やかに管制機関と事前調整を行い，機長は管制官の許可を得て飛行を行うことができる。状況にもよるが，管制官の判断により，空港で離着陸を行う航空機を待機させて，ドクターヘリの飛行を優先する場合もある。

▶ I章　基本事項 ◀

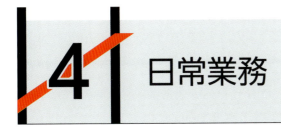

日常業務

タイムテーブル

フライト担当チームの日常業務の大まかなタイムテーブルは，以下の通りである．
8時10分～：待機開始
8時20分～：ブリーフィング，点検，準備
　　　　　　出動時以外は病棟業務や外来業務
～17時30分または日没30分前：デブリーフィング，片付け

ブリーフィング

ドクターヘリ搭乗予定の医師，看護師と，機長，整備士，CS全員が決められた時刻（8時20分）に運航管理室に集合する．1日の予定，日没時刻，ヘリ運航時間，天候，出動可能地域，搭乗時の安全・注意事項，病院の空床状況，その他の連絡事項について確認を行う．

点検，準備

麻薬ポーチ（p.142参照）と連絡用の専用携帯電話の管理は，搭乗する医師（メインとなる医師）が行う．麻薬ポーチは腰ベルトにしっかりと装着し，ロックを確認する．専用携帯電話はヘリスーツポケットに入れ，すぐに取り出せるようにする．

医師2名，もしくは医師1名と看護師1名が2台のREMOTES用スマートフォンおよび2台の無線機をそれぞれ身につける（p.143参照）．スマートフォンは胸ポケットに入れ，カメラを外側に向ける．ブリーフィング前後に必ずそれぞれの電源および起動を確認する．

ブリーフィング後，協力して資器材をヘリまで運ぶ．ヘリ内ではモニターと吸引器の起動確認を行う．酸素ボンベの残量やヘリバッグの中身，資器材の動作状況，麻薬ポーチの中身（薬品の種類や数量など）を確認する．不具合や不足を認めた場合にはすぐに交換・補充する．

座席に座り，ヘルメット（M・Lサイズあり）の顎紐とシートベルトの長さの調整を行う．機内での安全を確保するため，身体がしっかりと固定されるよう調整をする．

全員が準備完了した後，医療無線の確認を行う．看護師およびメインとなる医師からそれぞれ無線を出し，各自が音量・聞こえ方に問題がないかを確認する．

▶Ⅰ章　基本事項◀

デブリーフィング

　待機時間の最後に，搭乗した医師，看護師，機長，整備士，CS が運航管理室に集合する。当日の各ミッションについて，主にヘリの運航や医療活動の振り返りを行う。今後のドクターヘリ業務の発展のため，積極的な意見交換を行うよう努める。必要に応じてスタッフ全員への共有や消防や警察への連絡を，デブリーフィングの終了後に行う。毎月 1 回実施するスタッフ間のドクターヘリ会議で取り上げるべき議題は，運航管理室の専用ノートに記載しておく。

　デブリーフィング終了後，搭乗医師および看護師でヘリ内の資器材の片付けを行う。携帯エコー，専用携帯電話，スマートフォン，無線機をすべて所定の場所へ戻し，充電しておく。

5a 職種別の役割—医師 (フライトドクター，CS 担当医師)

フライトドクター

　フライトドクターは，ドクターヘリに搭乗し，医療現場でのチームリーダーとなる医師のことである。病院前からの質の高い医療を提供するうえで中心的役割を担う。限られた時間・空間・医療資源のなかで患者を診察し，最短時間で最適な判断を行うことが求められる。

　患者接触後はただちに容態を把握し，安定化に必要な処置を行ったうえで最適な病院へ搬送する。ただし，現場で必要な処置は画一的なものではないため，患者の状態から行うべき処置を短時間で判断し，発生場所や搬送時間を加味したうえでその要否を決める必要がある。

　搬送先に関しても地域性や得手・不得手を把握したうえでの選定が求められるため，地域の病院の情報を十分に把握しておく必要がある。また，搬送先の選定に難渋するケースでは，「最終的には基地病院が受け入れを担保する」という前提も不可欠である。

　さらに，ドクターヘリミッションは運航スタッフ・医療チームや現場救急隊員・消防隊員を含めたチーム医療である。そのため，事案全体を掌握すべく各々の立場を尊重した適切なコミュニケーション能力が必要不可欠である。

CS 担当医師

　CS 担当医師は，運航管理室でヘリミッションの医療的サポートをする者のことである。通常のミッションでは，ドクターヘリが現場に出動した際は，REMOTES を用いて現場状況をリアルタイムに把握する (p.143 参照)。患者が基地病院に戻って来る場合には，必要な部署へ調整・連絡を行い，CS を通して現場に院内の情報を伝える。

　重複要請が入った場合は，医療的な重症度をただちに判断して，どちらの事案に対応させるかを決める。この際，キャンセルせざるを得ない事案に不利益が発生しないよう，最大限配慮する必要がある。

　多数傷病者事案の場合には，状況の把握に努めるとともに，現場に必要な医療資源の調整を行う。北総病院から医療チームの追加支援が必要なのか，必要ならどのぐらいの支援で十分なのか，北総病院以外の医療チームは必要なのか，ヘリを戻す際に患者はどうするのか，などを現場と連絡を取りながら調整をする。

　転院搬送を依頼された場合も，CS 担当医師が調整を行う。この際，患者情報を取りまとめることはもちろん，必要な資器材の確認や医療機器がヘリコプターの電子機器に干渉しないかどうかの確認も行う必要がある。また，搬出病院のヘリポートの有無，搬入病院のヘリポートの有無を確認し，ヘリポートがない場合にはランデブーポイントまで医師に搬送車を使って同乗してきてもらうことを要請する。

▶Ⅰ章　基本事項◀

5b 職種別の役割 —看護師（フライトナース）

フライトナースの役割

　フライトナースが業務の対象とするのは，さまざまな疾患を有する緊急度の高い，重症患者とその家族である．救急現場では，幅広い知識や技術を用いて医師の診療をサポートしながら，限られた人・物・時間のなかで患者とその家族の看護を実施する責務がある．また，プライバシーの保護などの倫理的配慮も不可欠であり，日本看護協会の『看護者の倫理綱領』[1]に基づいた看護の実践が求められる．

患者のアセスメントと診療の補助

　フライトナースは，現場救急隊からの患者情報をもとに，救急現場活動が迅速に行えるよう事前に必要な医療資器材を準備する．患者接触後は，迅速に全身状態を観察してフィジカルアセスメントを行う．状態に変化がないかを継続的に観察し，診療の補助，患者への声かけを行う．

調　整

　迅速かつ円滑に処置や病院への搬送を行うため，他職種とコミュニケーションをとって現場調整を行う．これは，フライトナースにとって重要な役割である．
　事故現場（患者救出現場）での活動の場合，処置などを行いながら救助隊や救急隊と連携をとり，救出後の搬送方法などの調整を同時に行う．また，現場では情報が混乱しているため，フライトナースはそれらの情報をまとめ，ドクターヘリに待機している機長や整備士に救出状況や搬送方法を連絡し，救出後にスムーズな搬送が行えるよう調整を行う必要がある．
　また，患者家族は救急車内での治療・処置行為などの状況がわからずに不安な時間を過ごしており，精神的苦痛が大きいため，患者家族への配慮も重要な役割になる．フライトナースは患者家族にできるかぎり患者の現在の状況を伝え，搬送後の流れを説明する．その際，家族の表情や言動を観察しておき，搬送先病院の救急外来看護師に伝え，患者家族が病院に到着したらすぐに家族のケアができるよう連携をとる．

保守・管理

1. 医療機器

　医療機器・医薬品は，常に安全に使用できるよう，ME 管理室や薬剤部と連携して日々管理を行う。ドクターヘリバッグ，外傷バッグ，小児用バッグ，器材収納バッグの 4 種類があり（p.137 参照），フライトナースが物品の補充，期限切れ，破損の有無をチェックする。ただし，多数傷病者対応の際などにはフライトドクターが 1 人で患者対応を行う場合もあるため，フライトドクターも各バッグ内の物品内容や数量を理解しておく必要がある。

　管理薬品である血漿分画製剤の使用は，患者または家族の同意が必要であるため，現場にて口頭で同意を得た後に使用する。また，病院到着後に患者または家族に再度説明を行い，同意書を作成する。

2. 麻薬・劇薬

　麻薬・劇薬はプレホスピタルでも安全に使用できるよう，法令で定められた方法に準じて使用しなければならない。モルヒネ塩酸塩 10 mg，エスラックス® 50 mg，ブリディオン® 200 mg を準備している。収納ケース（麻薬ポーチ）は外的な衝撃に強く，ケース内は衝撃吸収材を使用して薬剤の破損を防ぐ対策をとり，管理上安全な物を使用する（p.142 参照）。また，落下による破損や紛失をしないようフライトスーツにカラビナで固定できるよう工夫されている。勤務中は，麻薬・劇薬の管理はフライトドクターが行い，勤務終了後は院内の麻薬金庫に保管して，救急外来の責任者またはリーダー看護師が鍵管理を行う。

記　録

　記録は，搬送中の状況や診療を明確化する重要なものである。

　「ドクターヘリ/ラピッドカー診療録・看護記録」は，フライトドクターとフライトナースで 1 枚を作成する。搬送先医療機関では，家族の連絡先は重要な情報となるため，忘れずに記録する。小児の場合にとくに注意しなければならないのが，虐待の可能性が考えられる事案である。現場での家族の表情や言動に十分注意して観察を行い，搬送先病院の救急外来看護師に申し送りを行う。また，観察したことは記録を残しておく。

安　全

　フライトナースが守らなくてはならない安全は，「運航の安全」「医療の安全」「現場の安全」である。

1. 運航の安全

　ドクターヘリに搭乗する者として，毎朝のブリーフィングに参加し，機長からの安全説明を守り，緊急脱出訓練などを運航会社の指導のもと実施する。

▶ I 章　基本事項 ◀

2. 医療の安全

　救急現場やランデブーポイントは公共の場であり，使用後の注射針やアンプルなどを落とすことは絶対にあってはならない。そのため，使用後の注射針などは指定されたケースに破棄することを徹底する。また感染防止対策として，患者に使用した物は感染の有無が現場ではわからないため，すべて感染扱いとする。ヘリ内にはルビスタ®（環境除菌・洗浄薬）を搭載しており，出動ごとに患者に使用したストレッチャーや駆血帯，モニターなどをすべてルビスタ®で消毒する。また，月に一度，搭載物品をすべて機外に出し，整備士とともに機内消毒を行って，感染の拡大防止と予防に努める。

　個人防護も重要であり，フェイスシールド付きマスクやゴーグル，N95マスク，防臭マスク，ビニールガウンを準備し，自身の身を守らなければならない。また医療者の責務として，個人防護具は機長や整備士の分も準備し，運航クルーの身も感染などから守る必要がある。

3. 現場の安全

　救急車から病院に到着するまでに，数回のストレッチャーの移乗がある。救急車からドクターヘリへの移乗は現場の救急隊や消防隊と協働して行う。そのため細かく声かけをし，点滴ラインや胸腔ドレーンなどが抜けないように注意する必要がある。また，患者の意識レベルが低い，または四肢に麻痺がある場合には，ストレッチャーに手指が巻き込まれないようにシートベルトで安全な位置に固定をするなど，常に患者の安全を第一に考えて行動する。

　交通事故や列車事故などの事故現場で医療活動をする場合には，消防などによる現場指揮官の指示に従って，安全を確保したうえで医療活動を行う。医療者の自己判断で事故現場に侵入するなどの行為は二次災害につながるため，決して行ってはならない。

文献
1）日本看護協会：看護者の倫理綱領，2003.
　　https://www.nurse.or.jp/nursing/practice/rinri/rinri.html（accessed 2018-9-20）

▶ I章 基本事項 ◀

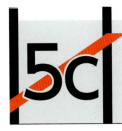

5c 職種別の役割 ―機長，整備士，CS

機長（パイロット）

　機長（パイロット）はドクターヘリの安全・確実な飛行実施について最高の権限と責任を有し，飛行可否を判断するとともに，ヘリコプターの操縦を行う。

1. ドクターヘリ機長の特性

　ドクターヘリ機長に求められるものは，適正なリーダーシップである。整備士，CS，医療クルー，現場消防など，そのフライトミッションにかかわる人間の多さは，他の飛行とは比較にならない。抜きんでるようなリーダーシップというよりも，協調性を重んじたリーダーシップが求められる。また，「シチュエーション・アウェアーネス（状況認識力）」を常に意識し，安全で，もっとも効果的なミッションの流れを考えていなければならない。判断力や決断力も必要であることは，いうまでもない。また，機長は適切な権威勾配を常に維持できるように努力しなくてはならない。何よりも安全を尊重し，広い視野で先を見通せる機長が，ドクターヘリの機長に向いていると考える。

2. 資格要件
- 1,000 時間以上の機長時間（このうち 500 時間以上はヘリコプター機長であること）
- 500 時間以上の実施する運航と類似した運航環境（海，山，交通量の多い都会などの地形学的な特徴が類似した運航環境）における飛行時間
- 当該型式機による 50 時間以上の飛行時間
- 国土交通省航空局が定めたドクターヘリ機長の訓練（任用訓練，定期訓練）および能力確認によって，ドクターヘリ運航会社がその適正を判定した者

3. ドクターヘリにおける機長の判断事項
- ドクターヘリの飛行可否
- 飛行中の飛行継続，基地病院への引き返し，目的地の変更
- ランデブーポイント，現場直近への着陸可否
- 搬送先病院への飛行可否

4. 機長の出発前の確認事項
- ドクターヘリおよび装備品の整備状況
- 搭載燃料，搭乗可能者数（機体，気温により変化）
- 離陸重量，着陸重量，重心位置
- 国土交通大臣が航空法の規定により提供する航空情報
- 気象情報
- 燃料および滑油の搭載量と品質
- 医療器材その他搭載品の安全性

5. 出動時の業務の流れ

1) 出動入電時

　消防からの出動要請がホットラインに入電すると，医師と消防との会話がモニターできる機器から要請内容を確認する。

2) 要請消防の確認

　出動先消防と，天候を確認する。

3) 要請内容と消防活動状況の確認

　現場救急（救急隊現着前・現着後）の要請か，転院搬送の要請かを確認する。

4) 現場直近・現場進出

　要請内容から，医療クルーの現場派遣が要求される内容（救助事案など）かを確認する。また，医師がそれらの指示を行ったかを確認する。

5) 飛行計画の立案

　2)～4) の情報から，運航が終了する時間を予測し，飛行計画を立案する。

6) CS との確認

　気象など，運航計画にリスクがある場合は対応策を CS と相互確認し，出動を決定する。また，搬送先や活動時間に制限がある場合には医療クルーと情報共有する。

7) 離陸まで

　飛行前点検を確実に行い，エンジンを始動する。エンジン始動後に着陸地点を CS と確認し，機体 GPS に入力する。整備士とともにチェックリストを用いて機体状況の最終確認を行う。搭乗者全員のシートベルト，ヘルメットの装着状況とドアロックの確認後，離陸する。

8) 飛行中～着陸まで

　必要な場合，航空交通管制機関（以下，管制）と交信し，目的地を通報する。目視による見張り，および管制のアドバイスによる見張りにより，空域における飛行安全を確保する。飛行中は管制の無線を常時モニターする。ランデブーポイントまたは救急現場直近の着陸場所の安全を確認し，機内の医療スタッフに着陸態勢を発信した後，着陸する。

9) ランデブーポイントにて

　接地面の安全確認後，医療クルーに機体から降機可能であることを発信する。着陸時間を CS に報告し，機体の飛行間点検を行う。また，離陸のための安全管理を行う。

　搬送が予想される病院への所要時間・天候などを確認し，飛行可能な病院を事前に判断しておく。フライトドクターに搬送先病院を確認し，CS に搬送先病院，搭乗者数，その他必要事項を連絡して着陸場所を確定する。

10) 基地（搬送先）病院にて

　着陸時間を CS に報告する。機体の飛行間または飛行後点検を行い，燃料補給などの出動準備を行う。

整備士（メカニック）

　整備士（メカニック）は格納庫内の運航待機室に勤務し，運航会社の整備規程に基づいてヘリコプターを整備して，安全・確実にヘリコプターが運航できる状態を維持する。また，ドクターヘリの出動時には地上でのヘリコプター周辺の安全管理や機長の運航補助を，現場ではストレッチャーの操作を担当する。

1. ドクターヘリ整備士の特性

整備士は通常，部品や整備機材の揃った整備基地において，複数の整備士で1機のヘリコプターの整備作業を行っており，その都度数名の整備士でチームを編成し作業している。しかし，ドクターヘリの待機場所は病院であり，格納庫にある限られた整備機材を用いて，日常の機体の保守点検や機体不具合時の対応，部品や整備機材の手配，整備の実施計画の作成と実行までを，整備士1名で実施しなければならない。また，燃料関連設備，運航資器材の管理と保守，格納庫内の整理整頓，運航消耗品の補充などの多岐にわたる業務も通常は1名で行っていることから，あらゆる業務に対応できる整備士でなくてはならない。

そのうえで，ドクターヘリの運航に伴うさまざまな業務を担当し，基地病院や消防機関などのスタッフと相互に協力しあいながら，安全運航を担っている。

2. 資格要件

- 有資格航空整備士として5年以上の実務経験を有し，かつ3年以上の当該航空機（MD902，BK117など）または同等以上の航空機の整備実務経験を有する
- ドクターヘリ運航の知識を有する

3. 整備士の主な業務

1) 運航現場で勤務する整備士として

- ヘリコプターの保守，飛行前/飛行間/飛行後点検
- 比較的軽易な定時整備作業
- ヘリコプター不具合時の点検・修理

2) ドクターヘリを担当する整備士として

- ヘリコプターの感染予防のための監視と処置
- 搭乗者や救急車の誘導などの安全管理
- 飛行中における航法支援，GPSの操作などの運航補助
- 消防無線交信業務（ランデブーポイントの安全確保に関する確認，ランデブーポイントへの到着予定時刻，ランデブーポイントへの着陸進入開始の連絡など）
- ストレッチャーのヘリコプター機内への搭載業務を含む操作
- 医療機器の機内搭載に関する調整と実施
- 医療用酸素ボンベの交換と管理の補助

4. 出動時の業務の流れ

1) 離陸まで

出動が決定したら，外部から正常なエンジン始動を監視する。エンジン始動後，地上電源を取り外す。医療クルーに搭乗の案内をし，すべてのドアロックの確実性を確認する。

2) 飛行中

機体およびエンジン計器などの状況を監視する。機長の指示のもと航法支援，無線操作などを行う。飛行中は常に見張りを行う。

3) ランデブーポイントにて

着陸後は接地状況を確認し，メインローター（機体上部の回転翼）停止を確認した後に，外部からドアを開放し，医療クルーの降機を誘導する。また，救急車を機体付近へ誘導する。飛行間点検も行う。

ドクターヘリのストレッチャーを救急車近くまで移動させ，救急車のストレッチャーから傷病者を移動させる準備をする。支援者とともに，傷病者を乗せたストレッチャーをヘリコプター機内に搬入する。

上記1）と同様に離陸時の業務を行う。

4）基地（搬送先）病院にて

着陸後は接地状況を確認し，メインローター停止後に外部からドアを開放して，医療クルーの降機を誘導する。ヘリポートに患者を引き継ぎに来ている病院スタッフを誘導する。医療クルーとともに，患者の乗ったストレッチャーを機外へ搬出する。

燃料補給および，飛行間または飛行後点検を行う。

CS（communication specialist）

CSはドクターヘリに特有の呼称であり，他の業務では「運航管理者（ディスパッチャー）」や「運航管理担当者」（以下，運航管理者等）と呼ばれている。運航管理者等は，航空機を運航する際，飛行計画（フライトプラン）を立案するうえで必要な気象情報や，NOTAM（ノータム）と呼ばれる航空情報などを確認・収集して機長に提供するとともに，目的地までの最適な飛行計画の作成を援助する。作成された飛行計画は出発前に航空管制機関へ通報（ファイル）され，運航管理者等は航空機の運航状況を継続的に監視（モニター）する。

1. ドクターヘリCSの特性

救急室横に併設された「ドクターヘリ運航管理室」に勤務し，安全で迅速なドクターヘリ運航を継続確保するための運航管理業務を行う。

ドクターヘリにおいては，出動要請から離陸までの時間がきわめて限られる（5分程度）ため，運航管理者等として行わなければならない業務を短時間で行わなければならない。また一方で，県内のどこから要請が入るか事前に予測できないことから，要請後ただちに基地病院のスタッフをはじめ，消防機関や他医療機関，航空管制機関といった関係機関などとの間で，ランデブーポイントの特定や患者の初期情報，ドクターヘリ運航に関するあらゆる事柄について，確認・調整・報告連絡を行わなければならない。CSには，まさに意思疎通（communication）の達人（specialist）として，ドクターヘリ出動時の「要（key station）」であることが求められるのである。

2. 資格要件

- 2年以上の運航管理業務の経験を有する
- ドクターヘリ運航の知識を有する

3. CSの主な業務

- ドクターヘリ要請の受け付けおよび，機長をはじめとするスタッフへの連絡
- 飛行計画書（フライトプラン）の作成と航空局への提出（オンライン端末による）
- 要請事案の概要（外傷/疾患の種別，受傷機転，傷病者の年齢・性別など），ランデブーポイント，消防出動車両の「呼び出し名称」（消防無線の無線局名）の確認と，ドクターヘリへの伝達
- 天候や航空情報の確認，フライトの総合的な監視（動態監視システムなどによる）
- 必要に応じ，航空交通管制圏の通過や空港・飛行場への着陸許可取得のための事前調整，使用スポットなどの調整

■5c 職種別の役割─機長，整備士，CS

- 救急室スタッフなどへのドクターヘリの動向情報の提供
- 出動記録の記載
- 出動実績のデータ作成と管理

4．出動時の業務の流れ

1）出動入電時

消防からの出動要請がホットラインに入電すると，医師と消防との会話がモニターできる機器から要請内容を確認する。

2）要請消防の確認

出動先消防と天候を確認し，機長と情報を共有する。

3）要請種類の確認

現場救急（救急隊現着前・現着後）の要請か，転院搬送の要請かを確認する。

4）現場直近・現場進出

要請内容から，医療クルーの現場派遣が要求される内容（救助事案など）かを確認する。また，医師がそれらの指示を行ったかを確認する。

5）飛行計画の立案

2）～4）の情報から，運航が終了する時間を予測し，飛行計画を立案して機長と情報を共有する。

6）機長との確認

気象など，運航計画にリスクがある場合には対応策を機長と相互確認する。また，搬送先や活動時間に制限がある場合は医療クルーと情報共有する。

7）離陸まで

消防機関と電話で直接話し，消防から着陸地点情報を得たら，ドクターヘリに着陸地点のGPS番号を伝える。

8）飛行中～着陸まで

消防機関から事案の詳細情報を聴取し，「ランデブーポイントの名称」「救急隊・ランデブーポイント支援隊」を確認して，ドクターヘリに伝える。飛行計画を航空局に通報する。必要に応じ，航空交通管制機関にドクターヘリが飛行する旨の連絡をする。

ドクターヘリの動向を把握し，必要に応じて天候状況や要請事案の推移状況などをドクターヘリに伝える。

9）ランデブーポイントにて

機長からの着陸連絡を受け，着陸時間を航空局に通報する。搬送が予想される病院への所要時間や天候などを確認し，飛行可能な病院を機長と情報共有しておく。機長から搬送先病院の確定の連絡を受け，飛行計画を航空局に通報する。

10）基地（搬送先）病院にて

機長からの着陸連絡を受け，着陸時間を航空局に通報する。

5．近隣ドクターヘリとの連携

1）君津ドクターヘリとの連携

君津ドクターヘリ管内（全域）において重複要請が入り，君津ドクターヘリの医師がドクターヘリ対応ができないと判断した場合には，消防は北総ドクターヘリを要請できる。またその逆に，北総エリアで発生した重複要請についても，北総ドクターヘリの医師がドクターヘリでの対応ができないと判断した場合には，消防は君津ドクターヘリを要請できる。

▶ I 章　基本事項 ◀

　また，複数傷病者が発生した場合には，医師の判断でお互いのドクターヘリの同時出動を消防に
要請することができる。

2) 茨城県ドクターヘリとの連携

　茨城県ドクターヘリ管内の一部（茨城県南部地域）においては，北総ドクターヘリが最初に要請
される。同管内において北総ドクターヘリが対応できない場合には茨城県ドクターヘリが対応する。

　複数傷病者発生時には，茨城県南部地域においては北総・茨城の計2機のドクターヘリが同時
に要請可能である。

6. 特異な調整を行う際の着意事項

1) 要請が重複した場合

　要請が重複した場合，CSはメディカルコントロール医師に「次要請への到着予定時間」を伝え
る。メディカルコントロール医師は，患者状況などを勘案して北総ドクターヘリで対応するか，他
ドクターヘリにて対応すべきかを消防に連絡する（他ドクターヘリ要請の最終判断は，要請した消
防機関が行う）。

2) 前の出動から連続して次の要請に対応する場合

　連続して次の要請に対応する場合，CSは「燃料補給の有無」および「患者の引き継ぎ場所」の確
認を行う。

3) 複数傷病者事案に対応する場合

　複数傷病者事案の対応としては主に以下の方法があり，CSはそれぞれの状況に応じて対応する。

- 他のドクターヘリの応援を受ける：（他）ドクターヘリ搬送
- ドクターヘリが病院とランデブーポイント間を何度か往復する：ピストン搬送（touch & go）
- フライトドクターが救急車に同乗して搬送する：ドクターカー搬送

▶ I 章　基本事項 ◀

6 指揮系統

Command & Control

　北総ドクターヘリの基本的なクルー配置は，機長1名，整備士1名，医師2名，看護師1名である。ドクターヘリミッションは病院内と異なり，医師・看護師以外の職種と協調して活動しなければならず，複数機関が活動する現場においては，"Command & Control（指揮と統制）"が重要である（図6）。

　"Command：指揮"は，組織の上下の関係性と権限構成を示すものである。上位組織は，下位組織に対してチームの活動，個人の活動に関する指示を行い，その責任を負う。逆に下位組織は，上位組織に対して報告や指示の要請などを行う。良好な"Command"は，適切な上下関係があってこそ成立する。下位から上位にまったく意見が言えないような関係性（強い権威勾配）は良好とはいえず，上位組織の臨機応変な判断には，下位組織からの積極的な情報提供や報告が入ってくることが前提となる。"Control：統制"は複数組織間同士の，横方向の関係性と権限構成を示すものである。英国においては，有事に警察が他機関を統制し，強い権限を発揮することが定められている。一方でわが国では一組織が他組織に対して横方向の強制力を発揮できるような関係性は構築されないため，"Control"は複数機関同士の「調整」にならざるを得ず，各機関が連携をとりながら，個々が得意とする分野において他機関に対してリーダーシップを発揮する形式をとる。

　病院前で活動する医療チームは，この"Command & Control"を常に意識して活動しなければならない。基本的にドクターヘリ内においては機長が，災害現場においては消防指揮者がその指揮系統における最高責任者であるが，患者への医療提供に関しては医師がその最高責任者であり，構築された"Command & Control"のなかでその責任を果たさなければならない。そのため医師は，医療の責任者の立場から患者の救命のために機長や消防指揮者を「指揮」し，協働している救急隊や他の機関などを「統制」することが原則である。この原則を理解したうえで，他機関に対する「推奨・勧告」「提案」を行いつつ（図7），最終的にはその場の医療を司ることが求められる。

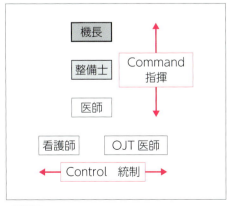

図6　ドクターヘリ機内でのCommand & Control

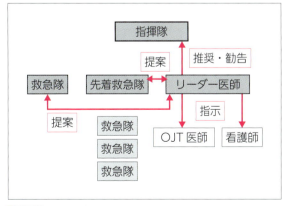

図7　救急現場におけるCommand & Controlとリーダー医師の役割

23

▶Ⅰ章　基本事項◀

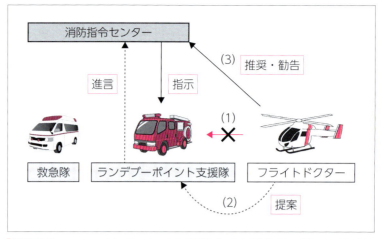

図8 Command & Control を意識すべき活動の一例：フライトドクターからランデブーポイント支援隊への現場進出の依頼

Command & Control を意識すべき活動の例

　ドクターヘリの飛行中，救急隊からの追加情報によって，より早期の接触が必要と考えられた事案を例にとる。
　ランデブーポイント支援に出場した消防車両を用いた現場への進出をフライトドクターが計画した（図8）。
　(1) ドクターヘリは，消防車両の活動を直接指示する権限をもっていない。しかし，医学的観点から必要と判断した場合にはアクションを起こさなければならない。そのような場合に，支援消防隊に「現場への進出に協力せよ」と直接指示しても即答はされない。
　(2) 通常は，支援消防隊から「現場への進出を提案されたが行ってよいか」と上位の権限をもっている消防指令センターに進言し（図8内：点線），それが認められた段階で可能になるが，消防隊にも迷いが生じるため，進言に時間を要することや，不要と判断される場合が多い。
　(3) むしろ，はじめから上位の指令センターに対して，「医療的判断から現場への進出を支援消防隊に指示してほしい」旨を直接推奨・勧告したほうがスムーズに展開する（図8内：実線）。

複数医療チーム間での Command & Control

　複数の医療チーム，複数のドクターヘリが協働するような現場においては，最先着医療チームが指揮を執り，後着医療チームがその指揮下に入るのが基本である。リーダーたる医師は安易に現場を離れたり，個別の診療行為に没頭したりしないよう留意する必要がある。人的資源が圧倒的に不足している場合を除いては"hands free"が原則であり，看護師やセカンドドクターは指揮業務の補助にあたるか，2名で搬送業務にあたる。

6 指揮系統

表6 CRM における医師のかかわり

機長のストレスコントロール
「急いでください」「何とかならないか」などは× 【注意すべきミッション】 複雑な事案，天候不良時，時間的制約，燃料の制約，直近着陸時，など
後方視界の担保
離着陸の危険はないか，飛行物体はいないか，など

crew resource management（CRM）

　ドクターヘリにかかわる者は，"crew resource management（CRM）"の概念を知っておく必要がある。CRM は 1970 年代末にアメリカの航空関係者などから生まれた考え方で，1977 年にスペイン・カナリア諸島のテネリフェ島で発生した，大型航空機が滑走路上でほぼ正面衝突するという，現代では信じられない事故がその起源といわれている。

　航空機の運航に対する責任は機長が負うが，その責任の大きさや職務の上下関係の厳しさなどにより，機長と副機長の権威勾配が大きすぎると，情報伝達などのミスが修正不能になる可能性がある。CRM の概念は，すべてのヒューマンエラーを「起こり得るもの」として考え，機長以外すべてのクルーの能力を最大限に生かせる環境を構築することによって，対人関係の滞りや情報伝達のミスなどを可能なかぎり防ぎ，ヒューマンエラーを大事故に直結させないようにするものである。医療チームもドクターヘリ運航においてはクルーの一員であり，安全運航に関しては常に協力して，場合によっては機長に意見をしていかなければならない（**表6**）。

▶Ⅰ章　基本事項◀

7　安全確保

安全確保の基本

　病院から一歩出たところから，そこは「現場」として考える。現場では，院内では想定できない「危険」が数多く存在する。現場で活動するうえでは安全確保がもっとも重要であり，何よりも優先されなければならない。
　安全確保の基本は，以下の3点である。

1．「自分の安全」を確保する

　現場に向かう前から個人防護具（personal protective equipment；PPE）を装着して，危険予測をし，チーム内で互いに言葉に出して情報共有することが重要である。

2．「現場の安全」を確保する

　現場では，医療者は消防の管理下に入り，すべて消防の指示に従う。医療者の勝手な行動は許されない。ただし，医療の観点から必要なことがあれば消防に提言や推奨・勧告を行い，協議する（p.48参照）また，ゾーニングの概念をよく意識し，安全エリア内で活動することを原則とする。もし危険エリア内に入って活動する場合には，必要なPPEや資器材を用意し，消防とともに活動内容・手順をあらかじめ確認してから危険エリア内に進入し，活動する。
　夜間など暗い現場，雨で滑りやすい現場，道路や工場など二次災害の危険がある現場，電車や線路など高圧電流が流れる現場，傷害などの事件現場，中毒や原因不明の多数傷病者でテロが想定される現場など，それぞれの現場に応じた安全を確保しなければならない。

3．「患者の安全」を確保する

　患者が危険にさらされないように，速やかに安全な場所に移動して診療を行う。
　ドクターヘリを含めた医師派遣活動において，一度事故が起きればそれ以降の活動が大幅に制限される可能性がある。確実な安全確保を常に心がけなければならない。

ドクターヘリ運航上の安全確保

　ドクターヘリ運航の責任者は機長である。医療クルーは機長の判断・指示にすべて従わなければならない。ドクターヘリ運航では毎朝，運航前に気象状況などのブリーフィング，機内の資器材チェック，ヘリポートでの安全確認，デブリーフィングを行い，安全の確認や問題点の抽出，その対応策の検討を行う。

■ 7 安全確保

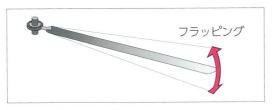
■図9 フラッピング現象

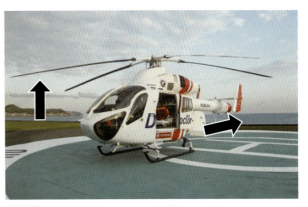
■図10 危険部位：ローター先端とテール

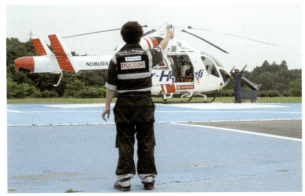
a：ヘリポート入口でいったん停止

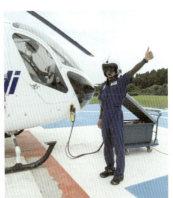
b：整備士のOKサインを確認

■図11 ヘリポートへの進入

1. ヘリポートにおける安全

ヘリコプターはメインローターの回転により揚力・加速度を得ており，後部のテールローターまたはNOTARシステムによりメインローターの回転による反作用を打ち消してバランスをとっている。メインローターの回転により，離着陸時に周囲は強力な風（ダウンウォッシュ）にさらされる。

ローターの低速回転中は，フラッピング現象（図9）により回転面の高さが不安定になることがあり，メインローターの下方ではローターによる負傷の危険性がある。また，機体後方ではテールからの強力な風や高速回転するテールローターがあるため，機体後方へは絶対に近づかない（図10）。

ヘリポートへ進入する際は入口でいったん停止し，整備士の「OKサイン」を確認してから（図11），機体と直角方向から接近して乗り込む。とくに"touch & go"（ヘリポートで患者を引き渡し，すぐに離陸する連続出動），日没間際のミッションなど急いでいる場合，思わず機体後方へ近づいたり，機体反対側へ後方から回り込んだりしやすいため，普段から体に覚え込ませておく。また，ヘリコプターのエンジンに吸い込まれる可能性のあるビニール袋などの飛散物は必ず回収する。

2. ランデブーポイントにおける安全

ランデブーポイントは広場やグラウンドなどの見通しのきく安全な場所がほとんどであるが，下記の危険に留意する。

1）地面の性状

軟弱で滑りやすかったり，障害物があることがあり，足元に注意する。

2）消防車両

不慣れな運転者はヘリコプターの機体や医療スタッフに近づきすぎることがある。医療スタッフ

I章 基本事項

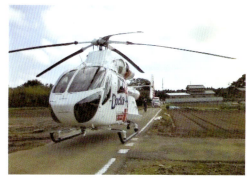
a：農道への着陸

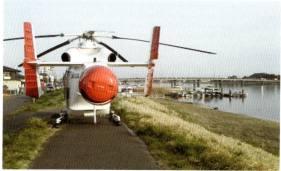
b：堤防への着陸

図12 現場直近への着陸

も，整備士とともに大きなジェスチャーで停車位置へ誘導する．とくに，メインローター先端への接触は絶対にさせないように注意する．

3）見物人

ドクターヘリスタッフの活動領域に入れないようにする．支援隊（消防隊員）が警備（ゾーニング）してくれるが，医療スタッフも近づいてきた見物人を確認したら離れるよう誘導する．また，カメラで撮影されていることが多く，インターネット上などに動画が掲載されることもあるため，言動は紳士的に行う．

3．現場直近着陸における安全

事故現場直近への着陸は，狭い場所に操縦士の高度な技術で降りることがほとんどである（図12）．医療クルーも離着陸の際，後方・側方の飛散物の有無などの安全確認を行い，必要に応じて自らの情報を積極的に運航クルーへ伝える．それぞれの地形や地面の性状に注意し，現場出動用の装備（ヘルメットなど）で整備士の合図に従って機体から出る．

4．飛行中の安全

1）通常の離着陸時の確認

離着陸時はもっともトラブルが起きやすい時間帯であるため，会話は控える．

離陸時はシートベルトの装着，ヘルメットの顎紐の装着，ドアロックを水平位置にしたことを，ドクターシートの医師が確認し，機長へ伝える．着陸時は機長が「エンジンカット」と宣言するまで，シートベルト・ヘルメットは外さない．

2）ローター停止前の降機

ローターが完全に停止した後に降機するのが原則である．しかし，早期に患者へ接触しなければならない場合などには，ローターが停止する前に降機したい旨をパイロット・整備士に申告し，事前に許可を得て降機の手順を確認しておく．着陸後は整備士の合図に従って降機し，速やかに機体から離れる．騒音などさまざまな条件に左右されるため，確実かつ十分なコミュニケーションが欠かせない．

3）心肺蘇生施行時など，シートベルトを外して医療処置を行う場合

離着陸時はシートベルトを外すことは許されない．シートベルトを外さなければ処置が行えない場合には，事前に機長にその旨を伝え許可を得て，水平飛行になり飛行が安定してからシートベルトを外す．シート下の放出防止ベルトを装着し（図13），必要最小限の処置を行って速やかにシートベルトを再装着し，機長へ報告する．

7 安全確保

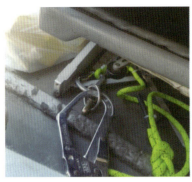
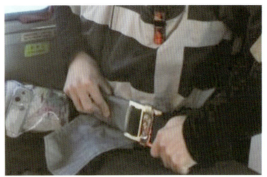

ドクターシートと術者の腰に装着する

図13 放出防止ベルトの装着

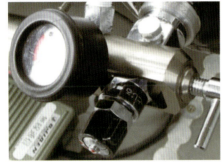
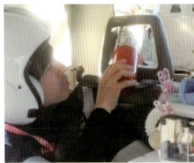
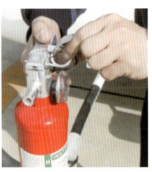

a：酸素ボンベの栓を閉める　　b：消火器を受け取る　　c：ピンを抜いて使用

図14 機内火災の対応

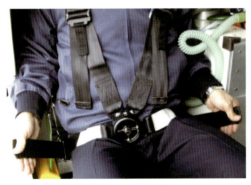
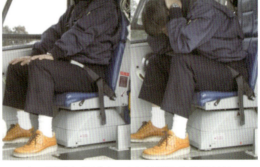

a：シートベルトを締める　　b：背筋を伸ばす，または頭を抱え伏せる

図15 緊急着陸時の対応

4) 機内火災の場合

　可能であれば，目に見える火は消す。電気機器の電源を切り，酸素ボンベの栓を閉める（図14a）。煙が充満している場合は，窓を開けて換気する。必要な場合には操縦席側から消火器を受け取って使用する（図14b，c）。さらに必要であれば，エンジン停止手順に従ってエンジンを停止させる。

5) 緊急着陸の場合

　座席に着きシートベルト・ヘルメットの緩みがないことを確認する（患者のストレッチャーベルトも確認する）。座席下の救命胴衣，機内資器材の固定を確認し，酸素ボンベの栓を閉める。本人，患者のシートベルトを再確認し（図15a），衝撃緩衝姿勢をとる（脊椎を守ることを意識する：図15b）。着陸・着水後に機体から脱出する。ドアが開かない場合には窓枠を外して窓から脱出する（図16）。

▶Ⅰ章　基本事項◀

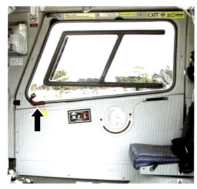
ドアが開かない場合は，窓枠前方下方の赤いストラップを強く内側に引き，窓を外す
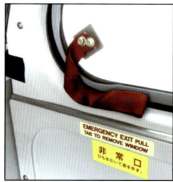
図16 窓からの脱出

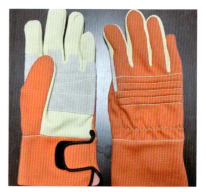
図17 ケブラー製手袋

個人防護具（PPE）

　あらかじめ現場の危険を予測し，PPEを確実に装着して自らの身を守らなければならない。患者と接触する際は，感染の標準予防策を行うことは当然である。

1）活動服
　定められたフライトスーツを着用する（丈夫な生地で，膝あて，反射板が付いたもので，できるかぎり露出する皮膚が少ないもの）。

2）手　袋
　通常の診療の際は医療用手袋でよいが，ガラスや鋭利な金属からの受傷を防ぐためにはケブラー（高機能繊維）製グローブ（図17）を使用する。

3）マスク
　通常の診療では医療用マスクを着用し，標準予防策を行う。粉塵に対する防塵マスクや，ガスに対する防毒マスクは通常用意していないため，粉塵やガスの発生が予想される場所には入らないことが重要である。

4）靴
　通常の活動では，動きやすく・滑りにくい靴が必要である。サンダルは絶対に許されない。瓦礫や釘など鋭利な物，重量物を扱う現場では救助用の鉄板などが入った靴が必要となるが，そこまでの装備が必要な現場で活動することはあまりない。

5）ヘルメット
　救急車内以外で活動する際は，原則ヘルメットを着用する。

6）ゴーグル
　血液や粉塵，飛散物から目を保護するために必要である。

7）耳栓，安全帯・ハーネス
　騒音下や高所活動では必要になるが，必要性は消防の判断に従う。

▶Ⅰ章 基本事項◀

8 情報管理・伝達

情報

1. 情報伝達手段と特徴

情報を伝達する手段は多数存在し，それぞれ利点と欠点がある（表7）。それらの特徴をよく理解し，タイミングや場面に合わせて適切に選択する。常に複数の情報伝達手段を準備しておくことが重要である。

2. ドクターヘリ活動における情報の種類・対象・伝達手段

1）出動要請

救急室当番医師がホットライン（三次救急専用電話）を通じてドクターヘリ（またはラピッドカー）要請を受ける。ホットラインの通話内容は，ドクターヘリ運航管理室，救急外来，集中治療室，一般病棟，運航スタッフの待機室など院内十数カ所で傍聴される。受信者は，通話内容をホワイトボードなどに記載して周囲のスタッフと情報共有に努めつつ，発生場所，取り扱い救急隊，患者の年齢・性別，主訴や事故状況，（交通外傷や機械挟まれなどにより）患者を移動させることができない事情の有無，覚知要請か否かなどを短時間で聴取する。周辺のスタッフは，院内PHSを使用してCSへドクターヘリの出動可否を問い合わせる。CSは気象情報や日没時刻などを確認し，機長と協議のうえ，出動の可否を即答する。

2）離陸前，出動中，着陸後（ドクターヘリ機内）

ヘリ機内のスタッフ同士は，インターカム（inter communication system）と呼ばれる機内専用通話機器を使用して音声通話が可能である。安全管理や患者対応などに関する情報交換をすることができる。ただし，ヘリと外部（消防や空港管制など）との交信中や離発着時にはインターカムによる音声コミュニケーションが行えないことも多く，筆談用のデバイス（図18）があるとよい。

表7 各情報伝達手段の利点と欠点

通信手段	マルチ性	広域性	情報量	操作性	携帯性	電源確保	確実性	秘匿性	経済性
伝令	1:1	×	×	○	○	不要	◎	○	◎
笛，太鼓，狼煙	1:多	○	×	○	△	不要	×	×	○
メガホン，拡声器	1:多	△	×	△	×	○	△	×	○
トランシーバー，無線	1:多	○〜×	△	○	○	◎	◎	△	◎
携帯電話	1:1	○	△	○	◎	○	△	◎	○
衛星携帯電話	1:1	◎	△	○	○	△	○	◎	×
メール，データ通信	1:1/1:多	◎	◎	△	△	×	△	○	△

優←◎○△×→劣　　　　　　　　　　　　　　　　　　　　　　　［DMAT隊員養成研修スライドより改変］

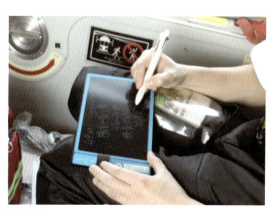

図18 機内筆談用デバイス

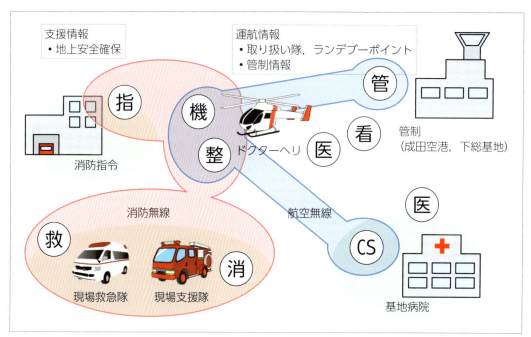

図19 ドクターヘリ飛行中の航空無線と消防無線を使用した「運航」情報管理

3) 出動中（消防との交信）

整備士が消防指令と消防無線を使用して，ランデブーポイント，取り扱い救急隊・支援隊の無線呼び出し名称の確認を行う（図19）。

医師が消防無線を使用して，救急隊へ患者の情報を確認する（図20）。さらに，整備士が支援隊へ着陸支援（安全確保と必要に応じた散水）の進捗状況と着陸の可否を確認する。

4) 出動中（空港，飛行場，自衛隊基地管制との交信）

空港，飛行場，自衛隊基地などの管制圏内を通過する場合，機長は航空無線を使用し，各管制と通信を行う（図19）。この場合，機長はインターカムの通話内容を遮断して交信していることも多く，医療クルーから運航クルーへ伝達すべき情報がある場合には，整備士を通じて行う必要がある。

5) 現場活動中

患者の主訴，現病歴や既往歴などを患者本人，救急隊，同行者（家族や職場同僚など）から聴取する。救急隊の事故現場写真などを参照することも有用である。現場活動は，消防，警察，ランデブーポイントや挟まれ現場の管理者，患者家族などきわめて多種多様な人との共働が求められる。短時間でこれらの人たちとの信頼関係を築きつつ，効率的な情報交換を行う必要がある。

現場の医療活動は，現場派遣医師の装備したREMOTES（p.143参照）を経由してリアルタイム

■8 情報管理・伝達

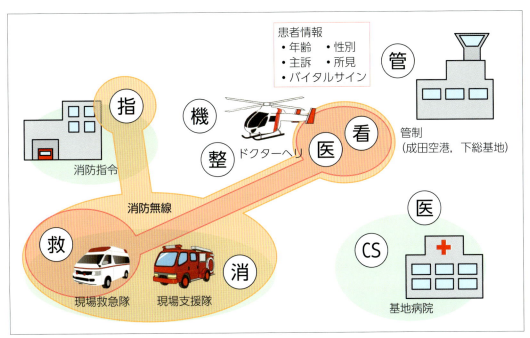

■図20 ドクターヘリ飛行中の消防無線を使用した「患者」情報管理

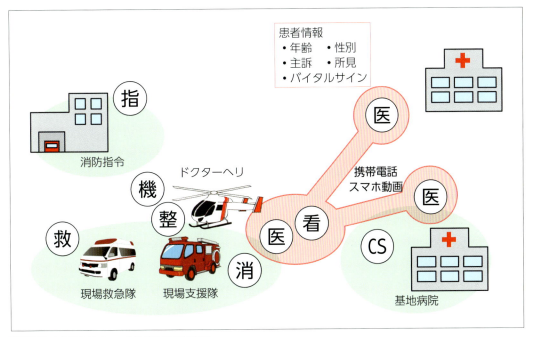

■図21 現場活動時の「患者」情報管理

に病院スタッフに伝送される（図21）。

　Jターン（またはIターン）を判断・企図する場合は，運航クルーにヘリ搬送の可否（天候，残燃料や屋上ヘリポートを使用可能かなど）や搬送に要する時間（とくに日没時刻との関係）を確認しつつ，携帯電話を使用して他院への収容依頼を行う。救急隊はその地域の救急医療事情（医療機関の当番制や交通事情など）に精通しているため，必要に応じて相談を行うのがよい。時間の浪費を極力避けるべく，患者収容可否の迅速な返答を求めたい。

6）Uターン中

　医師は医療無線を使用して，帰投中のヘリから病院スタッフへ患者の病態概要やバイタルサインなどを30秒以内で簡潔明瞭に伝える。

▶Ⅰ章　基本事項◀

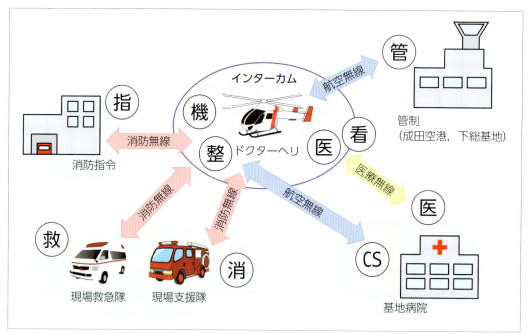

図22 ドクターヘリに関連する無線の種類

無線

1. ドクターヘリに関連する無線の種類と使用目的

無線の種類には，以下の3つがある（図22）。
- 航空無線（使用者：朝日航洋）：運航に関する内容
- 消防無線（使用者：千葉県）：消防業務に関する内容
- 医療無線（使用者：千葉県）：医療業務に関する内容

電波法に基づき，総務省関東総合通信局長からの免許状が発行されている。

2. 周波数

各無線はそれぞれ割り当てられた周波数を利用している（図23）。送信用と受信用の周波数が異なることもある。

なお，消防無線の周波数には，消防本部ごとに割り当てられた「市町村波」，都道府県ごとに割り当てられた「主運用波」がある。また，都道府県を越えた消防活動および救急活動を支援するために「統制波」という周波数（3つの周波数）が指定されており，全国の市町村で使用することができる。

3. 無線工学

電波とは，300万メガヘルツ（3 THz）以下の周波数の電磁波（電界と磁界を伴った波）である。電波の伝搬速度は，光速と同じ毎秒3億m（$3×10^8$ m/s）である。この電波によって，テレビやラジオ，各種レーダー，携帯電話，PHS，衛星電話，Wi-Fi，無線などを使用することができる。無線では，「有線電話における電話線」の代わりに，空間を伝わる電波を利用して音声などを送受信する。

■8 情報管理・伝達

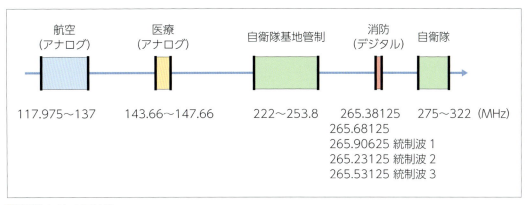

▎図23 無線の周波数

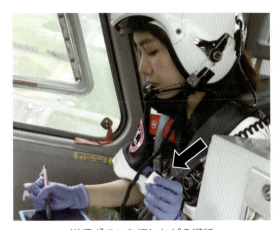

送信ボタンを押しながら通話
▎図24 機内からの無線通信

4. 電波法の法規

電波法は，電波の公平かつ能率的な利用を確保することによって，公共の福祉を増進することを目的として存在する．電波法の「第四章　無線従事者」において無線設備の操作を行う者について規定されており，北総 HEMS では，ドクターヘリに搭乗する医師・看護師に，第三級陸上特殊無線技士免許の取得を義務づけている．

5. 無線通信の基本

1) 無線の特徴

無線の特徴としては，「単数：複数」の通信が可能であること，秘匿性が低いこと，同時通話は不可能であること，があげられる．

2) 無線で伝える

送信ボタンを押して（図24），一呼吸おいて話す．長く話さないようにする（15秒以内）．

3) コールサイン

通信者のコールサインをあらかじめ申し合わせておく．「○○から××へ」と，通信先を同定して会話を開始する．

消防無線での北総 HEMS のドクターヘリのマイコールサインは「ほくそうどくたーへりいち（北総ドクターヘリ1）」，医療無線での北総 HEMS のドクターヘリのマイコールサインは「ほくそうどくたーへりに（北総ドクターヘリ2）」である．

▶ I 章　基本事項 ◀

4) 無線用語

「どうぞ」＝「次は受信者 (相手) が話せ」の意である。

「以上」＝「通話終了」の意である (通信を開始した側が会話を終了させる)。

5) 通信例

北総ドクターヘリ医師

「北総ドクターヘリ 1 より成田救急 1。患者情報を送ってください。どうぞ」

救急隊

「成田救急 1 より北総ドクターヘリ 1。患者は 49 歳，男性。知人に腹部を刺され受傷。四肢の冷汗湿潤あり。ショックを認めます。どうぞ」

(中略)

北総ドクターヘリ医師

「了解。以上」

6. 複数傷病者対応時

　複数傷病者事案の対応時には，無線を使用した消防からの情報通信内容と情報量を意識的に制限する。個々の患者の詳細な情報は通信しない。事故などの簡単な概要，患者人数とトリアージカテゴリーのみの通信にとどめ，詳細情報は着陸後に取得する。

▶I章 基本事項◀

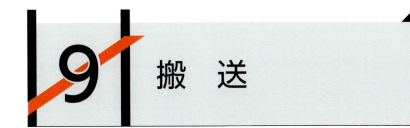

病院選定（U・J・Iターン）

　現場で搬送先病院を選定するには，さまざまな要因を考慮しつつ迅速に決断しなければならない。搬送先と医師の動線によって，以下の用語を用いる。
- Uターン：基地病院へ医師とともに搬送すること。
- Jターン：他の病院へ医師とともに搬送すること。
- Iターン：他の病院へ医師の付き添いなく，救急車で搬送すること。

　ヘリポートがない病院へのヘリコプターでのJターンは，搬送先病院の近くに臨時ヘリポートを設定しなければならず，搬送先病院から消防へ活動支援依頼の連絡が必要になり，その分搬送に時間を要するため，あまり推奨されない。

1．病院選定で考慮すべき事項
1）患者の状態
　バイタルサインが不安定な場合は，最重症患者の診療が可能な病院への搬送を基本とする。とくに重症体幹部外傷は，病院までの距離で決めるのではなく，都道府県の域を越えてでも止血術などの蘇生的治療がもっとも迅速に行える病院へ直接搬送することが必須である。重症の可能性が否定できない場合であっても重症対応が可能な病院を選定する。
2）患者のかかりつけ病院，居住地
　基礎疾患の悪化の場合は，かかりつけ病院への搬送を基本とする。
3）搬送先病院の診療体制，ヘリポートの有無
　現場からの直線距離よりも，緊急手術，緊急カテーテル治療などが病着後どの程度の時間で可能であるかが重要になる。また，現場から近くてもヘリポートがない病院では，前述した通り救急車搬送の介在が必要になるため，ヘリコプター搬送せずに直接救急車で搬送したほうが早い場合もある。
4）天　候
　天候不良による飛行ルートの制限や，強風により屋上ヘリポートが使用困難な場合がある。
5）燃　料
　残りの燃料によって飛行可能な距離に制限が生じる。
6）日没までの時間
　日没までに余裕をもって離陸しなければならず，日没間際の活動ではとくに時間管理に気をつけなければならない。
7）その他
　重複要請に備えての対応など，さまざまな要因を頭に入れておかなければならない。

▶ I章　基本事項 ◀

天候，燃料

　ドクターヘリの運航は天候の影響を強く受ける。とくに強風，視界不良の際は運航不能となるか，飛行可能地域が限られるため，機長やCSと出動ごとに相互確認しながら活動しなければならない。
　基本的な運航基準（目安）は，以下の通りである。
- 視界（水平方向の視程）：1,500m以上（航空交通管制圏などを除く）。
- 雲の高さ：全天の8分の5以上が雲で覆われており，かつ高さが300m以下の場合には不可。
- 風速：平均25ノット（≒13m/sec）以下，最大35ノット（≒18m/sec）以下。

　強風の場合には，病院などの屋上で離着陸する成田赤十字病院，千葉大学医学部附属病院，帝京大学ちば総合医療センター，筑波メディカルセンター，筑波大学附属病院，その他都内の病院屋上が使用困難になる可能性が高い。とくに成田赤十字病院は成田国際空港の管制圏内（半径9km）であるため，気象条件上の制限が厳しくなる場合がある。
　ヘリコプターの燃料は機長の判断で給油するため，医療クルーが介入することはないが，残りの燃料量に基づく航続可能時間（距離）を考慮した活動が必要である。とくに夏季で気温が高くなると空気密度が薄くなり，揚力を発生させるために燃料の消費量が多くなるため注意が必要である。
　ヘリコプターの航続可能時間（距離）を確保するために燃料を多く入れると，機体全体が重くなり，時間当たりの燃料消費量が多くなるとともに，高い標高地点での離着陸が制限される。搭載する燃料が少なければ機体全体が軽くなり，燃料消費量は少なくなるが，航続可能時間（距離）は短くなる。通常，ドクターヘリは最大で90分程度の航続可能時間が確保できる量の燃料を搭載しているが，夏季には屋上などでの離着陸を想定し，搭載する燃料量を調整することがある。また，連続出動などに対応する場合に燃料を補充する際には，5〜10分程度を要する。
　給油可能なヘリポートや病院を把握しておくと，活動の選択肢が広がる。東京ヘリポート，つくばヘリポートや，日本医科大学千葉北総病院，君津中央病院，国立病院機構水戸医療センター，水戸済生会総合病院で航空用燃料の給油が可能である。

特殊な医療機器の搭載

　常時ドクターヘリに搭載していない移動用生体情報モニターやシリンジポンプ，人工呼吸器，経皮的心肺補助（PCPS），体外式膜型人工肺（ECMO），大動脈内バルーンパンピング（IABP）などの補助循環装置を装着した患者を，ドクターヘリで転院するミッションを依頼されることがある。

1．確認事項
1）搬送手段
　搬送手段として，ドクターヘリ，消防ヘリ，救急車があり，搬送先病院が専用救急車を所持していることもある。機内の広さは消防ヘリがもっとも広いが，搭乗隊員数も多いため，実際の活動スペースはドクターヘリとほぼ変わらない。消防ヘリは搭乗・降機時も基本的にメインローターを止めないなど，患者収容・搭乗方法がドクターヘリと異なるため，重要事項は事前に確認して，現場の隊員の指示に従わなければならない。生体情報モニターの充実・慣熟度などからドクターヘリがもっとも活動しやすい。また，天候不良時や夜間はヘリコプター搬送が困難なため，救急車搬送となる。

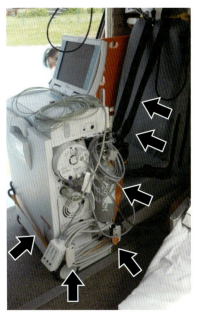

図25 補助ベルトを利用して座席へ固定する

　また，医療機器を席に固定（図25）しなければならないため，搭乗できる人数は医師・看護師各1名となり，搬送元病院の医師は搭乗できない。また搬送中の処置も困難であるため，患者状態・情報を搬送元病院の医師と事前によく共有しておく。

2) 運航クルーとの確認

　医療機器を載せる際には，ヘリコプターの計器や無線などとの干渉をチェックするために，すべての機器でエンジン起動下の干渉試験が必要になる。これはドクターヘリの「機種」ごとではなく，各「機体」ごとに必須である。消防ヘリの場合には，搬送実績があるため干渉試験が不要なこともある。

3) 搬送先の医療機器との互換性

　例えば，日本医科大学千葉北総病院のIABPはMaquet社製である。互換性があれば搬送先スタッフにヘリポートまでIABPを持参してもらい，ヘリポートで切り替えることが可能となる。臨床工学技士を通して搬送先との確認が必要である。

2. 搬送方法

　ここではIABPを例に説明する。

　IABP本体の重量は約30kgあり，載せ降ろしにそれ相当の人数が必要になる。その際に約1分間はIABPを中断せざるを得ない。IABPはバッテリー駆動で搬送する。新品のバッテリーならば最大2時間もつが，実際の駆動時間を臨床工学技士に確認しておく。また，IABPのトリガーが「心電図」トリガーであるとノイズが入るため，「血圧」トリガーとするのが無難であり，事前に設定を変更する。さらに，IABP本体は患者頭元に設置するため，バルーンカテーテルが届くように固定する。図25に示した通り，IABPはナースシートに固定しなければならない（整備士が固定する）。

　なお，搬送中の細かい血圧コントロールは不可能であるため，あらかじめ持続投与する薬剤を極力減らしておく。

▶Ⅰ章　基本事項◀

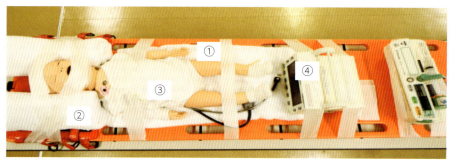

図26 小児搬送時のパッキング

小児の搬送

　小児は，わずかな体動によりチューブやラインの位置がずれたり，抜けたりする。そのため，小児を搬送する際は筋弛緩薬を積極的に使用し，バックボードを用いて患者や生体情報モニターなどの医療機器ごと固定してパッキングすることが多い。

　パッキングの手順は，以下の通りである（図26）。

①バックボードに厚めのシーツまたはバスタオルを敷く。

②頭部固定用に丸めたバスタオルを2つ用意する。

③患児をバックボードに移す。モニター，シリンジポンプをボード足側に乗せる。

④患児と器材をテープで固定する。テープと患児の隙間はタオルで適宜埋める。なお，挿管チューブの固定がトーマスホルダーの場合はテープ固定に直す。ボード頭側からモニターが見えることを確認し，点滴の三方活栓はすぐ薬剤投与できる位置に留めておく。

▶I章　基本事項◀

10 ミッションコントロール

時間管理

　外傷では受傷から 60 分の "golden hour" 以内に根本的治療を開始しなければ予後が悪化するといわれている。病院前治療時間の短縮が直接患者予後改善につながるか否かは controversial であるが，出血性ショックでは早期の止血が得られなければ凝固障害が進行し，生命予後不良に直結するため，可及的速やかな根本的治療の開始が原則である。医療資源が限定された病院前では評価と処置は最小限にとどめ，移動に必要な安定化が得られれば速やかに搬送を開始する。その他，急性心筋梗塞や脳卒中でも根本的治療開始までの時間が予後に大きく影響するため，時間を意識した現場活動を行う必要がある。

　現場滞在時間は 15 分以内を目標とし，長くとも 20 分を超えないようにする。患者接触前にスタッフ間で方針の共有をしておくとチームプランが立ち，活動時間の短縮が得られやすい。

ランデブーポイントでの患者接触

　ドクターヘリのもっとも基本的なミッションは，「あらかじめ指定されたランデブーポイントに着陸し，そこまで患者を搬送してきた救急隊と接触する」というものである。

　北総ドクターヘリの通常ミッションにおける基本的な無線通信の流れを表8に示す。ランデブーポイントには消防の支援車両（多くの場合，ポンプ隊，水槽隊などの消防隊）が出場し，着陸時・離陸時の安全管理を行う。安全管理の項目は，人払い，飛散物確認（とくにブルーシートやサッカーゴールなどに注意が必要），地面の状況の確認など多岐にわたる。夏季など，土のグラウンドで砂塵の飛散が予想される場合には，あらかじめ散水することで砂塵を予防する（図27）。これは，ヘリの視界を確保して安全に離着陸させるためであり，近隣住民への苦情対策が主ではない。「安全確保済み」を確認後にヘリは着陸態勢に入るが，着陸時には運航クルーの目でも安全確保を行い，可能であれば着陸する。その際は医療クルーも後方の安全を十分に確認し，危険があればすぐに機

表8 通常のミッションにおける無線交信の手順

通信内容	無線通信	使用無線
1. 離陸報告，ランデブーポイント確認，活動隊呼び出し名称確認	機長→CS	カンパニー無線
2. 離陸報告，ランデブーポイント確認，活動隊呼び出し名称確認	整備士→指令室	消防無線
3. 安全確認の依頼	整備士→支援隊	消防無線
4.（患者情報の収集：必須ではない）	医師→救急隊	消防無線
5. 安全確認完了の報告	支援隊→整備士	消防無線
6. 着陸開始の宣言	機長→CS	カンパニー無線

▶Ⅰ章 基本事項◀

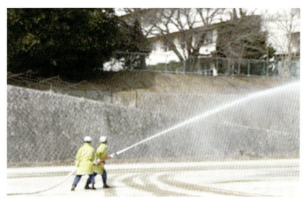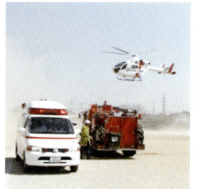

図27 消防隊による着陸時の支援活動

長に報告しなければならない。そのため着陸態勢に入った後は，着陸に直接関係のない無線通信や機内通話を行ってはならない。

着陸後は，整備士が先に降機して確実な接地を確認後，機長の判断でエンジンを停止する。医療クルーは機長の「安全に着陸が終了しており，エンジンを停止する」宣言がされるまで，シートベルト・ヘルメットを装着したまま待機する。確実にローターが停止するまで機外に出てはならない。患者の緊急度，複雑なミッションなどの理由からエンジン停止前に降機する必要がある場合には，必ず機長にその旨を説明し，了承を得なければならない。

診療は基本的に救急車内で行う。患者接触後，フライトドクターはいかなる事前情報を得ていたとしても，まず自らの目で患者の生理学的緊急度を評価しなければならない。救急隊からの報告を受けることよりも，自らの患者評価が優先である。

ドクターヘリの最大の利点は，その機動力を生かした迅速・最適な医療の提供にある。複雑な事案であるほど利点は大きくなる反面，ミッションの統制（コントロール）も複雑になる。しかし，どのようなミッションであってもドクターヘリミッションで優先しなければならない点は決まっている。災害医療の"TTT"にならって，以下の"TTT"がドクターヘリ医療の原則である。

①医師の観察評価による適切な搬送先選定（triage）
②高い機動力による医療スタッフと患者の迅速な搬送（transportation）
③現場医療から搬送先での早期根本治療までのシームレスな医療提供（treatment）

上記3点の原則は，すべてが最適なバランスをもって連動することが必須であり，たとえドクターヘリで医師が早期接触したとしても，根本治療開始が遅れればその有効性は失われてしまう。現場に出動する医師は，ドクターヘリ活動のコーディネーターとして，複雑な事案になればなるほど上記3点のコントロールにエネルギーを注がなければならないため，基本的には医療情報収集や個別の医療活動よりもミッションコントロールを優先することになる。通常時からドクターヘリの有効性を最大限活用できなければ，不慮の災害や困難事案に適切に対応することも困難である。

以下，複雑なミッションとその注意事項や基本的な対処方法を提示する。

現場直近着陸

指定されたランデブーポイント以外の現場直近に着陸することをいう（p.28参照）。緊急性の高い事案，もしくは情報が不確実で緊急性が高いと想定される場合が対象となる。上空到着時に救急隊が現場活動中のようなときに選択されることがほとんどであり，覚知要請などの早期要請事案

10 ミッションコントロール

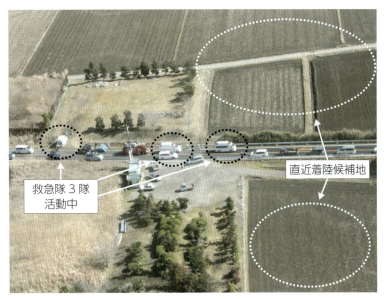

図28 現場上空からの視認と活動のプランニング・提案

表9 現場直近着陸時の活動フローとカウンターパート

活動手順	カウンターパート
1. 要請時に「覚知要請」「挟まれ」「救助」など，現場直近着陸を想起するキーワードがないか確認	ホットライン
2. 指定されたランデブーポイントと現場の方向と位置（南西，1.5km など），救急隊活動状況を確認	CS，消防指令室
3. 現場直近着陸を検討している旨を伝達，協力依頼	消防指令室
4. 現場直近着陸検討のため，現場上空への移動を依頼，着陸可能な場所があるかを確認	機長
5. 現場活動中の救急隊・支援隊に着陸決定場所を伝達，安全確保を依頼	活動救急隊，支援隊
6. ヘリを着陸させるか，ローターを停止するかなどの最終確認	機長，整備士

や，挟まれ，救助事案，複数傷病者など現場滞在が長期化する事案が好対象となる。このような事案においては，現場に多数の消防隊（救急隊，救助隊，消防隊，指揮隊など）を派遣する関係上，ランデブーポイント支援隊による安全確保と着陸許可が遅れることが多い。

直近着陸は，①機長が安全面などを考慮して着陸可能であると判断した場合に，②消防の了解のもと適切な安全管理下で，検討される。着陸場所の例として，冬季の休耕田やあぜ道，河川敷，工場の敷地内などが選択されるが（図28），着陸場所によっては地面のぬかるみ，場所の広さなどの理由でヘリが着陸・駐機できず，医療クルーのみ現場へ投入した後，ヘリはランデブーポイントへ向かうこともある。

具体的な手順と調整対象（カウンターパート）はおおむね表9に示す通りである。

現場直近搬送では消防との調整が律速段階となる。しかし，消防の調整が困難な場合は決して無理強いをしない。直近着陸に拘泥して患者への接触を遅らせることがあってはならないからである。

▶I章 基本事項◀

表10 現場進出時の活動フローとカウンターパート

活動手順	カウンターパート
1. 要請時に「覚知要請」「挟まれ」「救助」など，現場進出を想起するキーワードがないか確認	ホットライン
2. 指定されたランデブーポイントと現場の方向と位置（南西，1.5kmなど），救急隊活動状況を確認	CS，消防指令室
3. 現場進出を検討している旨を伝達，協力と進出車両の手配依頼	消防指令室
4. 着陸後のミッションプラン（何名が現場進出するのか，ヘリはそのまま待機するのか，持参する資器材など）を共有	機長，整備士
5. 着陸直後に支援隊と相談し，現場活動状況をふまえ進出の最終決定	支援隊，活動救急隊
6. 最終プランを共有，活動開始	機長，整備士

現場進出

　指定されたランデブーポイントに医療クルー搬送用の車両を用意してもらい，現場まで進出するミッションである。対象は現場直近着陸と同様となる。医療クルー搬送用の車両は，消防によってはランデブーポイント支援隊の消防車両（ポンプ車，指揮車など）でも可能な場合があるが，不可能な場合には救急車を要請することになる。現場で活動している隊に活動プランをはっきりと明示しておかないと，現場進出時に患者を搬送してくる救急隊と入れ違いになる危険性がある。

　具体的な手順と調整対象（カウンターパート）はおおむね**表10**に示す通りである。

　消防との調整が律速段階となる。現場進出する際にはドクターヘリと離れるため，全員で進出するのか，1名がドクターヘリに残って次の要請に備えるのか，などをあらかじめ相談して決めておく（進出車両によっては，医療クルーを3名全員乗せることができない場合がある）。医療クルー全員が現場進出し，ドクターヘリと医療クルーが完全に離れている場合や，救助事案で滞在長期化が予想される場合には，一度ドクターヘリを基地に戻す判断も必要になる。これらについてはCS担当医師と調整を行う。

　なお，現場直近着陸と現場進出は，必ずしもドクターヘリ要請直後にどちらかに決めてミッションコントロールするものではなく，多くの場合は両者を並行して想起・調整していく必要がある。

重複事案

　同時に複数の事案が発生した場合，可能なかぎり両事案の傷病者に医療がアクセスできるよう調整を図らなければならない。他の医師派遣システムによって補完可能な地域であれば，そちらに依頼をして，2つの事案を完全にセパレートするのがもっともシンプルではある。ただし，それはあくまで「他の調整を考慮したうえで，患者の救命のためにそれが最善策である」ことが条件である。例えば，ドクターカーに補完させる場合には，ドクターヘリの機動力や広域性が損なわれることを忘れてはならない。

　1機のドクターヘリで2つの事案に対応する方法は一つではない。ホットライン対応医師は**表11**に示すような状況を勘案し，瞬時にミッションコントロールを始める。覚知要請などで事案の情報が少ない場合には「悪いほうに考え」て，最短のミッションコントロールを目指す。情報収集に固執して決断が遅れてはならない。

表11 重複事案の調整に必要な情報

- 事案②の発生場所と，事案①現場との位置関係
- 事案①の活動状況と患者の緊急度
- 事案②の概要（詳細不明でもやむを得ない）
- 運航時間，天候
- 機体の残燃料
- 搭乗医師の数，経験
- 他の医師派遣システムで補完可能な地域か

1. 2事案とも1機のヘリで搬送する場合

ピストン搬送の場合は移動時間以外にも，基地病院への着陸，引き継ぎ，離陸のタイムロス（約10〜15分）を考慮しなければならない。遠距離搬送や集約化でヘリ搬送の必要性が高い場合に考慮する。タイムロスを最小限にするよう，現場の医療行為の制限や，基地病院での引き継ぎをなくすためにセカンドドクターやセカンドチームに交替させるなどのオプションがある。他院へのJターン時は，引き継ぎを簡略化するようCS担当医師から搬送先に事前連絡するとよい。

2. 事案①を陸送対応とする場合

事案①の緊急度や基地病院，次事案現場との距離などから，どのような陸送形態とするかを決める。事案①と事案②の緊急度の程度によって異なるが，救急車のみで搬送させる場合と，医師1名を残留させる場合がある。医療介入と監視が必要であれば，医師1名の残留を躊躇してはならない。

チームを分割する場合には，機内の資器材を振り分ける。振り分け時に考慮すべき資器材としては，外傷セット，小児セット，ポータブル超音波，EZ-IO®，Thopaz™，ターニケット，麻薬ポーチ，携帯電話などがあげられる。

高速道路上の事案

高速道路上の事案に対するドクターヘリ活動（図29）は非常に複雑であり，要請段階から慎重な調整が必要である。千葉県内の高速道路は，本線上への着陸可能条件に関してA〜Dの4ランクにあらかじめ分けられており，限定的ではあるが本線上に着陸可能な地点（ランクA，B）が存在する。ただし，NEXCOや警察など，複数の機関との複雑な調整が必要であり，大規模な事案以外は他の方法をとったほうが迅速な医療接触が可能となる場合が多い。

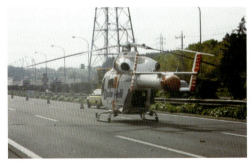
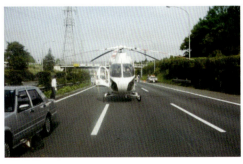

図29 高速道路本線上への着陸

▶ I章　基本事項 ◀

表12 高速道路上事案の調整に必要な情報

- 事故現場の位置（両側のインターチェンジ，上り線・下り線）
- 距離標（キロポスト）
- 事案の概要（多重，救助など）
- 現場への出場車両
- ランデブーポイント設定場所と出場車両
- 他の医師派遣システムが要請可能か

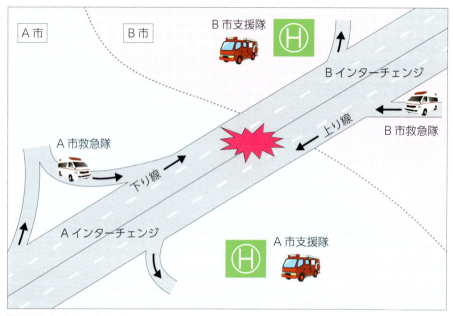

図30 高速道路上事案におけるミッションコントロール

　高速道路上事案の調整に必要な情報を表12に示す。図30に示す略式化した高速道路上での事案を例にとって概説する。

　（1）まず，事故発生場所が下り線か上り線かによって，消防の管轄が異なる。図30においては，AインターチェンジとBインターチェンジとの間の消防管轄が，下り線ではA市，上り線ではB市である。

　（2）そのため，下り線で起こった事故であれば，現場で活動する救急隊・救助隊・指揮隊などはA市の消防署から出場する。

　（3）一方で，現場から搬送開始した救急車は次のBインターチェンジから流出するため，ドクターヘリのランデブーポイントはB市内に開設するのが理想的である。この場合，ランデブーポイント支援隊はB市の消防署から出場することになる。

　（4）まったく同じ地帯で起こった事故でも，これが上り線だとすべてA・Bが逆の隊が出場することになるため，「上り線か，下り線か」の確認はきわめて重要となる。

　（5）さらに，この下り線の事案に現場進出する場合を考えると，進出車両は手前から流入しなければならないため，ランデブーポイントはA市に設定しなければならないことになる。

　（6）この場合，搬送救急車はBインターチェンジから上り線に入り，事故現場対向車線を通過してAインターチェンジから流出するか，B市内に二次ランデブーポイントを設定する必要性が出てくる。

　このように複雑なコントロールを，機上のフライトドクターが単独で行うのはほぼ不可能であり，CS担当医師が支援しなければならない。

日没間際の事案

　北総ドクターヘリの運航規程上，日没時刻までに臨時ヘリポートを離陸しなければならない。日没間際の要請においては，通常以上に厳格な時間管理を必要とする。余裕がない際にはシンプルな活動にすることが基本であるが，ミッションコントロールにおいては以下の点に留意する。

①覚知要請，挟まれ事案など，複雑なミッションか。
②時間的にJターン可能な病院があるか。
③現場活動の猶予はあるか（「○時○分までには搬入を開始」など，現場活動隊には日没間際であり活動の猶予がないことを伝えておく）。
④現場活動の省略は必要か（最悪，そのまま搬入もあり得る）。
⑤時間がない状況でのJターンにおいては，CS担当医師から医療状況を搬送先病院に送ってもらい，引き継ぎを省略することも考慮してよい（行き慣れていない病院は選択しない）。
⑥医療チーム投入以外不可能な場合には，ヘリは帰還して，患者と医療チームは陸路搬送となる。

I章 基本事項

11 他職種との連携

消防（救急隊，救助隊，支援隊，指揮隊）

　ドクターヘリで活動するためには，他職種，とくに消防との連携が必須であり，消防といかにして上手く連携できるかがドクターヘリ活動において重要な要素になる。そのためには，消防組織における役割分担，活動内容，指揮命令系統などを理解する必要がある。なお，活動内容や名称は消防本部により若干異なるため，注意が必要である。

1．各隊の役割
　消防職員は役割に応じた「隊」に所属して活動を行う。
1）消防隊
　主に消火活動を行う。無線では「○○ポンプ」「○○水槽」という名称の車両に乗っている。
2）救急隊
　主に傷病者の処置・搬送を行う。無線では「○○救急」という名称の車両に乗っている。
3）救助隊
　傷病者が挟まれたり閉じ込められており，すぐに救出できない場合に救出活動を行う。無線では「○○救助」という名称の車両に乗っている。
4）指揮隊
　多数の隊が出動する場合に現場活動の統括・指揮を執る。指揮隊が出動していれば，消防の隊員はその統制下で活動している。無線では「○○指揮」という名称の車両に乗っている。
5）支援隊
　主にランデブーポイントの安全確保など，ドクターヘリ活動の支援を行う隊である。通常は「消防隊」や「救助隊」として活動している隊が，ドクターヘリ活動の支援業務の際に「支援隊」として活動する。

　無線の呼び出し名称（コールサイン）からこれらの出動隊を把握することで，消防の現場活動内容を推測することができる。例えば，救助隊が出動していれば，「救助活動が必要な事案であり，傷病者を救出してランデブーポイントまで搬送するのに時間を要する可能性がある」と推測できる。

2．消防とのコミュニケーション
　現場では多くの隊が活動しているため，まずコミュニケーションをとる相手が誰なのか，窓口となる隊がどこなのかを把握する。情報のやりとりは，その窓口となる隊に一本化して行わないと混乱する。通常はランデブーポイントの安全管理を担当する指揮隊や支援隊が窓口になることが多い。
　ヘリコプターの機内からは無線を用いて消防と通信するが，無線が通じないことも多い。周波数の切り替えが行われていない場合や，無線と隊員の距離が離れている場合などがあるが，その際は消防指令室を経由して携帯電話で連絡してもらうなど，無線が通じない場合の工夫も重要である。

他の組織・職種とコミュニケーションをとる場合は，通常よりも平易な言葉で，ゆっくり簡潔に伝えるようにする。聞いたことは反復確認し，コミュニケーションエラーを防ぐ。また，消防職員はそれぞれに与えられた任務があり，すべての隊員が医療活動の補助を行うことができるわけではないことを理解する。決して院内と同じような感覚で，医療者中心の活動をしてはならない。

警 察

　現場での警察の主な任務は，現場保存と交通整理である。交通事故では交通課の警察官が現場へ出動する。自転車・バイクでの出動であれば1名での活動，パトカーであれば2名での活動が基本である。
　事故など警察がかかわる事案も多いが，ドクターヘリの活動で警察と直接連携することは少ない。しかし，事故現場で活動する際や，道路上へ着陸する場合の車両の誘導，観衆の排除などの安全確保を担ってくれることが多い。
　消防以上に普段はコミュニケーションをとることが少ないため，ドクターヘリがどのように活動したいのか，どのような協力を要請したいかを明確に丁寧に伝えることが重要である。

その他

　事故現場の関係者やランデブーポイントの施設管理者などとも上手くコミュニケーションをとって協力が得られると，活動が非常に円滑に進むことが多い。積極的に他職種と連携を図ることが重要である。

▶ Ⅰ章　基本事項 ◀

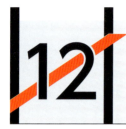

現場での死亡確認

治療・蘇生行為を行わない場合

　現場にて患者診察後，蘇生困難と判断した場合，治療・蘇生行為を行わずに現場を離脱することがある。死後硬直や死斑を認め，心停止から長時間経過していると判断する症例や，胴体や頸部の完全な切断や脳脱を認めているような症例などがこれにあたる。
　現場医師は，確実に状況および患者を観察したうえで「治療・蘇生を行わない」という判断をしなければならない。

死亡確認

　治療・蘇生行為を行わないと判断した場合，患者は現場救急隊により近隣病院へ搬送されるか，警察へ搬送されることとなる。警察が搬送する場合，現場で医師に死亡確認を求められることがある。死亡確認を行うか否かは現場医師の判断によるが，原則としてその後の手続き上の煩雑さや観察不足となる可能性から，北総HEMSでは確認までは行わない方針としている。
　現場で死亡確認を行った場合には，死体検案書の作成は現場死亡確認を行った医師が行うこととなる（例外的に死亡確認のみ行い，死体検案書は警察嘱託医が作成することもある）。死体検案書作成に際しては，以下の注意が必要となる。
　（1）死体検案書は基地病院帰還後に作成するため，遺族は基地病院まで検案書を取りに来なければならない。遠方の場合などには，とくに患者遺族の負担となることの認識が必要である。
　（2）死亡場所の記載は事故現場となる。救急隊または警察から事故現場の正確な住所を聴取しておく。

ヘリ内での死亡確認

　ヘリ内で死亡確認を行うと，航空法上の「航空機内にある者の死亡」にあたり，機長は国土交通大臣に報告しなければならない（航空法第76条1項三号，航空法施行規則第165条，同条の二・一号二号）。事案は調査の対象となる。不必要な報告および調査を避けるため，ヘリの搬送中に元来の疾病や外傷により心停止に至った場合には，病院到着後に死亡を確認する。

▶▶I章　基本事項◀◀

13 オブザーバーへの注意事項

オブザーバーとは

　オブザーバーとは，見学を主としてヘリに搭乗する者のことを指す。北総 HEMS の教育プログラムでは教育階層を observer/trainee/flight doctor/educator の 4 段階に分けており，オブザーバーはその最初の段階である (p.148 参照)。この段階で現場診療を実際に見て，概要をつかむことを想定している。また，北総病院に来た短期研修者や臨床研修医などの体験搭乗者もオブザーバーに含まれる。

オブザーバー搭乗時の注意事項

　オブザーバー搭乗に際しては，「北総 HEMS オブザーバー搭乗/同乗時の注意事項」を作成しており，ヘリ搭乗の際にはこれを遵守することが求められる。以下が，とくに重要な事項である。

- オブザーバーが医師・看護師などの医療従事者である場合，その臨床経験にかかわらず現場では診療を行わないことを原則とする。現場における診療の責任は北総 HEMS の医療スタッフ（医師）が負うが，症例によっては北総 HEMS のスタッフがサポートを求める場合もある。ただし，要求された行為がオブザーバーの経験や力量を超える場合には，必ず申し出る。
- 現場での安全確認が担保されていない場合には (事件現場，災害現場など)，北総 HEMS スタッフの指示があるまでオブザーバーは安全な場所に待機する。また，現場では北総 HEMS スタッフからむやみに離れたり，北総 HEMS スタッフより先に現場へ進んだりしない。
- 現場において，消防・警察・メディア・関係者などから，活動内容や患者状態などの質問を受けた場合には，オブザーバーは直接回答せずに北総 HEMS スタッフに伝える。
- 現場における安全の最終責任はオブザーバー自身にある。適切な安全防護をすることなく，事件現場，災害現場などへの進入は行ってはならない。

▶ I章 基本事項 ◀

14 ラピッドレスポンスカー

　病院前医師派遣という目的に関してはラピッドレスポンスカーもドクターヘリと同様であるが，運行システムや搬送時間の違いから，対応はドクターヘリと一部異なる。

運行システム

　ラピッドレスポンスカー（図31）の運行システムは，以下の通りである。

1) 運行時間

　ドクターヘリ待機終了から23時まで。土・日曜日および祝日は運休。

2) スタッフ

　医師2名，看護師1名，ドライバー1名。

3) 資器材準備

　スタッフは，ドクターヘリ待機終了時刻30分前に集合し，資器材の積み込みを行う。

4) 点　検

　ドライバーとともに，ライト，方向指示器，サイレン，拡声器などの点検を行う。

走行中の安全確保

　走行中の安全確保においては，ドライバーの視野以外の安全確認は医療クルーも分担して行う。とくに助手席に乗車する医師は，左前方の安全確認，交差点で左方より侵入してくる車両の一時停止を確認する。緊急走行時であっても，赤信号を通過する際は原則一時停止する。必要に応じ，他の車両に向け拡声器でアナウンスを行う。

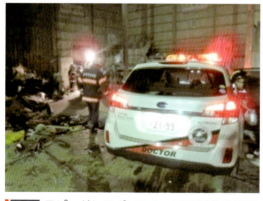
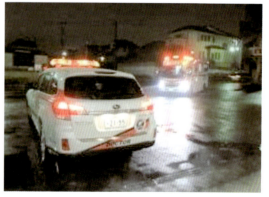

図31 ラピッドレスポンスカーでの活動の様子

ラピッドレスポンスカーによる病院前医療活動の特徴

ラピッドレスポンスカーによる病院前医療の特徴およびドクターヘリとの違いとしては，以下があげられる。

- 夜間の運行が可能である。
- 夜間の活動のため，暗いことによる安全上のリスクに留意する。
- 移動速度はヘリコプターよりも遅く，交通渋滞や信号の影響を受ける。
- 搬送時間の短縮は不可能である。
- CS がいないため，医師が運行調整を行う。
- 救急車での患者搬送中も車内で処置が可能である。
- 移動中に携帯電話での連絡が可能である。

活動の流れ

1. 運行調整

ホットライン対応医師は，対応救急隊の呼び出し名称，必要に応じて走行ルート（想定ドッキングポイント）を確認し，出動する。挟まれ症例などの救出事案，交通事故の覚知要請などの症例では事故発生地点も確認する。要請出動後，ラピッドレスポンスカースタッフは救急隊と携帯電話を用いてドッキングポイントを最終調整する。すれ違いを起こさないように複雑な調整は行わないことが原則である。高速道路を使用する場合は，微調整が困難であること，近隣の事案では調整する時間が少なくなることから，ドッキングポイントを速やかに選定する必要がある。ドッキングポイントに先着した場合は安全に留意し，救急車の誘導を行う。

2. 情報収集

患者情報は携帯電話を用いて収集する。ドクターヘリにおける無線と異なり他の同乗スタッフは傍受できないため，情報共有や記録のために復唱または，専用ボードに記載する。

3. ドッキングポイント

安全管理を考慮し，ドッキングポイントには消防署が多く設定される。ドッキングポイントが消防署以外の場合は，救急車の誘導やスタッフの安全管理に細心の注意を払う。

4. 現場活動

ラピッドレスポンスカースタッフが救急車に乗り込む際，原則的に患者付添者はラピッドカーに移乗させる。ドクターヘリと異なってラピッドカーは，①搬送時間の短縮ができない，②走行中に再度救急車を停車することが可能であることから，病院での早期の根本治療を達成するために，必要最小限の必須処置を施行後，より速やかに現場を離脱する。病着後の治療が円滑に開始できるよう，早期に病院スタッフに情報伝達することも重要である。基本的に夜間の活動となるため，医師の応援や緊急輸血，緊急手術，緊急血管造影などが想定される場合には早期に情報伝達すべきである。

▶I章　基本事項◀

5．搬送中

　遠方への出動になれば，搬送時間はそれだけ長くなる。患者の身体所見やバイタルサインは変化するものと考え，経時的に観察を行う。とくに，生命の危機に直結する胸部診察，FAST は繰り返し行う。ドクターヘリと異なり搬送中も救急隊員が同乗しているため，処置介助の依頼が可能である。

6．他院搬送

　他院へ搬送する場合には，①ラピッドレスポンスカーが救急車についていく（U ターンもしくはJ ターン），②医師 1 名のみが救急車に同乗し（J ターン），ラピッドレスポンスカーと他スタッフは基地病院へ帰還する，③救急隊のみで搬送する（I ターン），の選択を行う。次の出動要請を考慮し，ラピッドレスポンスカーができるかぎり基地病院から離れないよう配慮する。

7．重複要請対応

　機動力の面から，重複要請への対応は比較的困難である。しかし，最大限迅速かつ柔軟な対応が必要である。

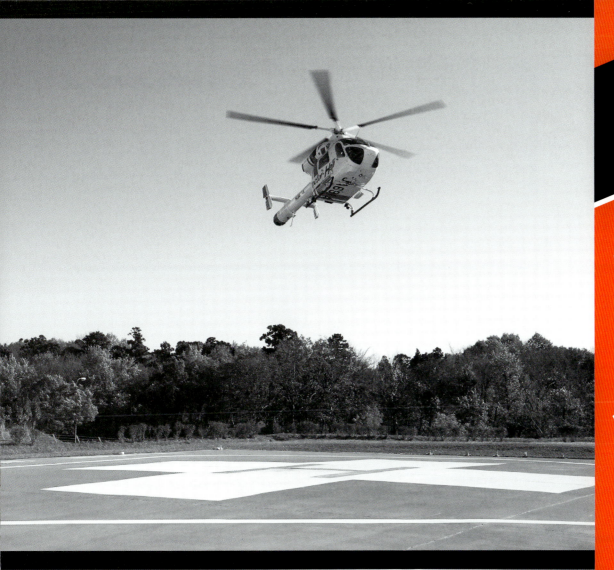
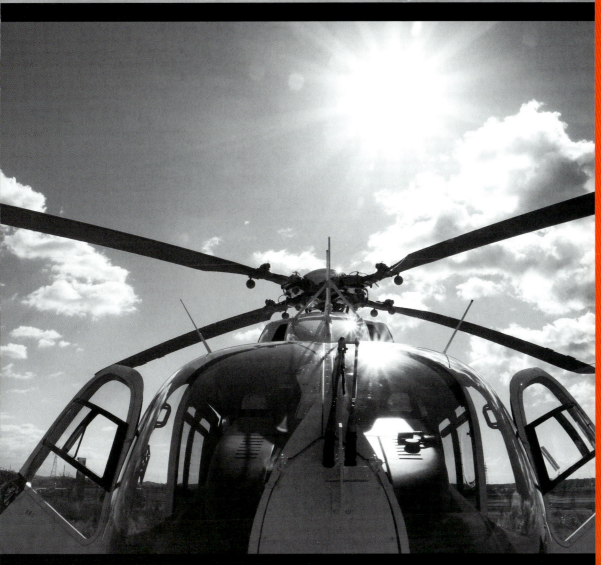

II章 現場診療

▶ II章 現場診療 ◀

1a 共通の基本手技 —気道確保

概　要

"Aの異常"は緊急度が高いが，気道確保によってただちに解除することができるため，医師の早期接触がもっとも効果的となる病態の一つである．気道確保の方法としては通常，頭部後屈あご先挙上法を用いるが，外傷例では頸椎保護の点から下顎挙上法を用いる．

気道が不安定な状態での長時間の搬送は極力避ける．気管挿管が第一選択となるが，換気努力の安定している意識障害で搬送時間が短い（10分以内）場合はマスク換気のみで移動することも考慮する．舌根沈下があれば，経鼻（鼻咽頭）エアウエイ（救急隊が所有）を用いてもよい．

換気困難および挿管困難（cannot ventilation, cannot intubation；CVCI）の場合は，ただちに外科的気道確保を行う．

気管挿管

1. 適　応

- Aの異常：気道閉塞，気道狭窄，誤嚥のリスク
- Bの異常：呼吸不全（無呼吸，低換気，呼吸数≧35/min，酸素投与下でSpO$_2$≦92%）
- Cの異常：ショック状態，心停止
- Dの異常：意識障害（GCS 8以下），不穏（安静保持に鎮静が必要）

C・Dの異常は病院前での気管挿管の絶対的適応とはならない．ショック状態では挿管前後で心停止となるリスクが高く，頭蓋内病変では喉頭鏡操作による血圧上昇から頭蓋内圧上昇のリスクも高い．十分なモニタリングや蘇生を行うことができる救急外来で挿管を行うほうがより安全であることに留意し，換気が良好で根本的治療開始までの時間短縮が優先される場合は気管挿管にこだわらない．

2. 種　類

- 迅速導入（rapid sequence intubation；RSI）
- 鎮静薬のみでの挿管
- 筋弛緩薬のみでの挿管
- 薬剤投与なしでの挿管

緊急時の挿管では，迅速な入眠と筋弛緩が得られるRSIが行われることが多い．ただし，病院前でのRSIは嘔吐・誤嚥のリスク，および薬剤投与後に認識される予測外の挿管困難のリスクがあることに留意する．患者が閉じ込められている，または挟まれている状況では行ってはならない．

ロクロニウム0.9mg/kgを導入時に投与すると，スガマデクス4mg/kgを投与しても筋弛緩のリバースには約2～3分を要する．挿管困難が予想されれば筋弛緩薬を使用せず鎮静薬のみ，また

■■ 1a　共通の基本手技　気道確保

■表13 LEMON rule

Look externally	外見（例：顔面の変形，大きな前歯，小顎，短頸，肥満，ヒゲ）
Evaluate 3-3-2	開口<3横指，オトガイ-舌骨間<3横指，舌骨-甲状軟骨間<2横指
Mallampati	※患者の開口と舌挺出が必要なため，病院前では判定困難
Obstruction	気道の閉塞（例：気道異物，気道の外傷，気道を圧迫する血腫）
Neck mobility	sniffing positionがとれない，Sellick手技困難（例：頸椎損傷，リウマチ）

は意識下の挿管を試みる。気道緊急（無反応，無呼吸）の場合，まず薬剤非投与下での挿管を試みて，開口や喉頭展開が困難であればRSIに切り替える。筋弛緩薬のみでの挿管は患者の"金縛り"状態をまねく危険があるため，極力施行しない。ただし，重度のショック状態などではやむを得ず筋弛緩薬しか使用できない場合がある。

3. 手技

以下に示すRSIの"7つのP"に従って行う。

1) Preparation（準備）

外傷例では頸椎カラーを一時的に解除し，介助者に足側から用手的に頸椎保護をしてもらう。

ブレードのサイズは，成人男性ではNo.4，女性ではNo.3を選択する（サイズNo.5は口腔内操作が難しく，歯牙損傷をきたしやすいため推奨されない）。気管チューブのサイズは，男性8.0mm，女性7.0mmを選択し，気道浮腫などで挿管困難が予測される場合は6.0mmを選択する。

気管チューブにスタイレットを入れ，カフを膨らませて破損がないかを確認する。吸引を準備する。血圧モニタリング（2.5分ごと設定）とSpO$_2$の波形がモニタリングされているか確認する。

挿管/換気困難の予測を"LEMON rule"（表13）により行う。

2) Preoxygenation（前酸素化）

通常のRSIでは陽圧換気なしで酸素吸入を約5分間行うが，病院前で酸素投与に5分間費やすことは活動時間の延長をまねくため推奨されない。100%酸素で最大呼吸量でのバッグ換気を素早く8回行えば，十分な酸素化と窒素洗い出しは可能とされる。

3) Pretreatment（前投薬）

オピオイドは喉頭鏡に対する交感神経反応を減弱させるため，頭蓋内圧亢進，虚血性心疾患，大動脈瘤，大動脈解離，循環が安定しているが再出血のリスクのある穿通性外傷などの患者に適している。標準的な塩酸モルヒネの使用量は0.05～0.1mg/kg，フェンタニルは0.5～1.0μg/kgであるが，病院前では必要時のみ前投薬として使用する。

4) Paralysis with induction（鎮静と筋弛緩）

鎮静薬としてミダゾラムを使用する。標準的な使用量は0.1mg/kgで，効果発現までには1～2分を要する。反応に個体差があり，高齢者では減量する必要がある。また，循環抑制により低血圧をきたすため，鎮静効果が得られるまで少量ずつ（1～2mg）投与するのが望ましい。

筋弛緩薬としてロクロニウムを使用する。標準的な使用量は0.9mg/kgで，効果発現までに通常60秒を要する。作用持続時間は約40分であり，スガマデクスでリバースすることができるが，リバース後2～3時間は拮抗作用が残存する。

5) Protection and positioning（気道の保護と姿勢）

患者が意識を失った後，胃内容物が逆流するのを防ぐために介助者に輪状軟骨部を圧迫してもらうとよい（Sellick手技）。Sellick手技は挿管が完了するまで継続するが，患者が嘔吐した場合は食

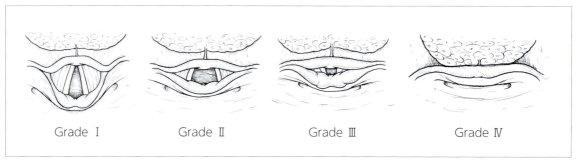
図32 Cormack & Lehane 分類（喉頭鏡による視野分類）

道破裂を防止するため解除する。

薬剤投与から挿管までの間は陽圧換気を行わない。ただし，$SpO_2 > 90\%$ に維持できない場合は容認される。

6) Placement and proof（チューブ留置と確認）

患者の開口が容易となった時点で挿管を行う。視野確保が困難であれば，介助者に甲状軟骨を患者の後方・上方・右方へ圧迫してもらう（BURP法；backward, upward, right pressure）。BURP法によってCormack & Lehane分類（図32）のGradeを1段階下げることが可能とされる。

聴診のみによる確認では食道挿管を見逃すことがあり，$EtCO_2$ モニターも併用するのが望ましい。また，挿管後に SpO_2 の改善がみられなければ，再度喉頭展開して位置確認を行い，食道挿管が疑われる場合はただちにチューブを抜去する。

7) Postintubation management（挿管後の管理）

固定はトーマスホルダーで行う。口角で男性23cm，女性21cmを固定の目安とする。

搬送中は，気管チューブの固定がずれないように細心の注意を払う。小児でカフなしチューブを留置した場合はチューブが動きやすいため，チューブを手で保持しながら換気を行う。

4．気管挿管困難の場合

最初の手技で挿管できない場合は，いったんマスク換気を行う。マスク換気は胸部の挙上がわかる程度の圧で慎重に行う。5〜6回換気したら再度挿管を試みる。再挿管の際は通常，同じ手技で成功する確率は低いため，チューブの角度や太さを変える，吸引するなど条件を変えて試みたほうがよい。最初の手技で視野が十分得られなかった場合は，ビデオ喉頭鏡の使用も考慮すべきである。ただし，ビデオ喉頭鏡は周囲の光量が十分でないとかえって視野が得にくくなる場合もある[1]。

2回の手技で喉頭蓋が視認できなければ，挿管を中止してマスク換気に切り替えるか，上級医に手技を交代する。手技を交代する際にはCormack & Lehane分類のGradeを伝える。

5．薬剤投与なしでの気管挿管

開口がもっとも重要なポイントとなる。手順は以下の通りである。

（1）開口器で隙間を作る。
（2）隙間から喉頭鏡の先端を挿入する。
（3）喉頭鏡を咽頭後壁まで進ませると咽頭反射で必ず開口するため，喉頭蓋谷に喉頭鏡先端を素早く滑り込ませる。
（4）声門の視認ができれば，声門の開閉のタイミングに合わせて気管チューブを挿入する。
（5）声門に先端2〜3cmを入れたらスタイレットを抜き，捻るとスムーズに挿入できる。

外科的気道確保（輪状甲状靱帯切開）

　気管挿管が困難な場合には，観血的な気道確保を迅速に行わなければならない。気道確保が必要な外傷症例のうち，外科的気道確保が適応となるのは 1.0～2.8% 程度とされる[2]。

1. 適　応
　外科的気道確保の適応は，以下の通りである。
- 顔面骨骨折，気道熱傷などにより気管挿管施行不能の場合
- CVCI
- 熟練者が気管挿管失敗 2 回，または 1 回の失敗後 $SpO_2<90%$

2. 相対的禁忌
　12 歳以下の小児は相対的禁忌である。小児の気道は径が小さく，柔軟で動きやすい。また，気道開存に甲状軟骨が関与しており，切開により気道の連続性が失われ，声門下狭窄のリスクがある。

3. 手　技
　外科的気道確保の手順は以下の通りである。
　(1) 頸部を消毒する。
　(2) 左手母指と中指で甲状軟骨を固定し，示指で輪状甲状靱帯を確認する。左手掌で患者の下顎を固定する。
　(3) 輪状甲状靱帯上の皮膚に 2～3 cm の横切開を加える（同定が難しければ，縦切開でもよい）。
　(4) 輪状甲状靱帯にメスで約 1.5 cm 大に横切開を加える。気管後壁や食道損傷を避けるため，切開の深さは 1.3 cm を超えないようにする[2]。
　(5) 曲ペアンを創部から挿入するか，直接指を入れて切開孔を広げる。
　(6) 気管挿管チューブ（サイズ 6～7 mm）を挿入し，カフが切開部から見えなくなる位置まで(2～3 cm)挿入する。気管分岐部は挿入孔から比較的近い位置にあり，深く挿入すると容易に片肺挿管になるので注意する。切開部から上方への誤挿入については，スタイレットを使用すると起こりにくくなる。
　(7) 挿入部位と下顎でチューブをテープ固定する（トーマスホルダーは使用不可）。
　(8) 切開口へのチューブの長期留置は声門下狭窄，甲状軟骨・輪状軟骨損傷をきたすリスクがあるため，72 時間以内に気管切開へ移行する[2]。

【文献】
1) Trimmel H, Kreutziger J, Fitzka R, et al：Use of the glidescope ranger video laryngoscope for emergency intubation in the prehospital setting：A randomized control trial. Crit Care Med 44：e470-6, 2016.
2) Hsiao J, Pacheco-Fowler V：Videos in clinical medicine：Cricothyroidotomy. N Engl J Med 358：e25, 2008.

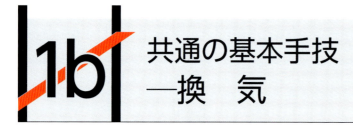

バッグマスク換気（用手的換気法）

1. 適応

呼吸に異常があり，補助換気を施行しなければ酸素化が保たれない患者で，①気道が開通している，②意識があり協力的，のいずれかを満たす者がバッグマスク換気の適応となる。

呼吸数の異常（頻呼吸，徐呼吸），浅呼吸，無呼吸などがみられ，酸素化不良または悪化が予想される場合は，原則としてバッグマスク換気を行った後に気管挿管を行う。ただし，上記の適応となる限定的な状況（例：頸髄損傷，急性心不全，COPD急性増悪，喘息発作）でバッグマスク換気にて酸素化が安定すれば，そのまま補助呼吸を行いながら搬送を行ってもよい。

バッグマスク換気開始後，マスクフィッティングが不良である，人員不足などで搬送中の換気継続の困難が予想される，バッグマスク換気を施行しても酸素化改善が得られない，などの場合は，搬送前に気管挿管などの気道確保をただちに行う。

重症頭部外傷などでGCS 8点以下の昏睡状態である患者は，低換気，舌根沈下，嘔吐や誤嚥による低酸素血症，低換気による血中二酸化炭素貯留などから二次性脳損傷のリスクがあり，気管挿管の適応となる。しかし，これらの患者の病院前での気管挿管については，挿管手技のトラブルによる酸素化悪化，喉頭展開時の頭蓋内圧上昇，鎮静・鎮痛薬使用による血圧低下による脳灌流圧低下，現場滞在時間遷延による根本的治療開始の遅延などのリスクがあることから[1]，現時点ではcontroversialである[2,3]。そのため現場では，搬送時間と患者状態を考慮してバッグマスク換気継続で搬送するか否かを判断する。また，GCS 9点以上であっても，不穏状態である場合は搬送中のマスク換気困難が予想され，低酸素血症が不穏の原因である可能性もあることから，早急に気管挿管への移行を決断したほうがよい場合も多い。

バッグマスク換気後も酸素化が改善せず，継続的な悪化を認めた際は，緊張性気胸を考慮する必要がある。胸部膨隆，呼吸音減弱，皮下気腫出現などの所見がみられれば換気はただちに中止し，速やかに胸腔ドレナージを行う。

2. 手技

1) EC法

左手の第3～5指で下顎を挙上させ，第1～2指でマスクを密着させる。患者の顔をやや右方へ傾けるとマスクのフィッティングが得られ，換気の漏れを減少させることができる。

2) 母指球法

EC法でマスク保持が困難である場合は，両母指球でマスクを保持し，両第2～5指で下顎を挙上する。ただし，この方法では換気を行う者が2名必要となるため，人員確保が困難であれば気管挿管に切り替える。

3) 用手的換気

酸素流量10 l/min以上で軽く胸が上がる程度（6～8 ml/kg）にゆっくり（約1秒間かけて）吹き

込む。換気回数は5〜6秒に1回程度を目標に行う。舌根沈下のために換気困難な場合は，適宜経鼻（鼻咽頭）エアウエイ挿入を行ってもよい。ただし，頭蓋底骨折が疑わる場合は経鼻エアウエイは禁忌である。用手的換気の際は嘔吐や誤嚥を誘発するリスクがあるため十分注意し，気道閉塞の危機があればただちに気道確保を行う。

　使用する機器としては，高濃度の酸素を供給できる，患者の自発呼吸が認識しやすい，全呼吸相で陽圧を持続させることができる，などの理由からジャクソン・リース回路を用いるのが望ましい。ただし，ジャクソン・リース回路の使用には高流量酸素の持続的な供給が必要であり，現場に進出した際など使用できる酸素量が限られる環境では，酸素消費量を常に意識しておかなければならない。十分な酸素の準備ができない場合は自己膨張式のバッグ・バルブ・マスクを用いて換気を行う。

【文献】
1) Bossers SM, Schwarte LA, Loer SA, et al：Experience in prehospital endotracheal intubation significantly influences mortality of patients with severe traumatic brain injury：A systematic review and meta-analysis. PLoS One 10：e0141034, 2015.
2) Wilson MH, Habig K, Wright C, et al：Pre-hospital emergency medicine. Lancet 386：2526-34, 2015.
3) Lecky F, Bryden D, Little R, et al：Emergency intubation for acutely ill and injured patients. Cochrane Database Syst Rev：CD001429, 2008.

▶ II章　現場診療 ◀

1C 共通の基本手技 ―輸液路確保と輸液投与

静脈路確保

1. 適応

輸液が必要な患者，および緊急的な薬剤投与（昇圧薬，降圧薬，鎮痛・鎮静薬など）が必要または搬送途中に投与が必要と見込まれる患者が適応となる。

全身状態が安定しており，薬剤投与の必要性もないと見込まれる場合，ルーチンに静脈路を確保する意義は少ない。また，上記適応に当てはまる場合であっても，静脈路確保に時間を要して根本的治療や輸血の開始が遷延するようなことがあってはならず，確保が困難であった場合には後述する骨髄輸液を選択するか，病院前での静脈路確保を中止して搬送を優先する。

2. 手技

外傷症例において腹部臓器や骨盤損傷が疑われる場合，大腿や下肢からの静脈路確保は避け，もっともアクセスが容易で，合併症の少ない上肢の末梢静脈路確保を原則とする。救急車内における位置から，右肘または前腕の皮静脈が第一選択となる。右上肢に広範囲の創傷や骨折がある場合は対側から確保を試みる。上肢で確保が困難な場合は外頸静脈，（内因性疾患であれば）大腿静脈などへのアプローチも考慮する。

通常，成人では20G以上の留置針を用いる。なお，後述するように外傷症例では病院前の輸液を制限する必要があるため，2ルート確保が必要なことはまれであり，そのために現場で時間を浪費してはならない。また，静脈路確保時に血液型判定＋交差適合試験用の採血を行えば，病院到着後の輸血開始を早めることができる。

骨髄輸液

1. 適応

静脈路確保が困難な場合（2回以上穿刺して確保ができなかった場合）に考慮する。手技にあたってはEZ-IO®（図33）の使用が簡便であり，手技時間も短縮される。手技の成功率は90％との報告もある[1]。合併症としては，薬液の漏出（0.8％）[2]，骨髄炎（0.6％）[2]，骨折，コンパートメント症候群，空気塞栓症，脂肪塞栓症などがある[1]。

2. 手技
1）穿刺部位

穿刺部位の第一選択は近位脛骨粗面であるが，前述したように腹部・骨盤損傷症例では輸液路確保は下肢を避けたほうが望ましく，その他の部位として上腕骨頭，鎖骨などでも穿刺可能である。EZ-IO®は胸骨上に穿刺することは想定されていないため，胸骨に穿刺してはならない。手技上の簡便性とリスクのバランスを考慮して穿刺部位を決定する。

1c 共通の基本手技―輸液路確保と輸液投与

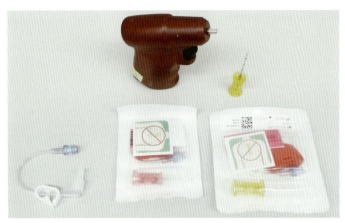

図33 EZ-IO® 骨髄穿刺システム

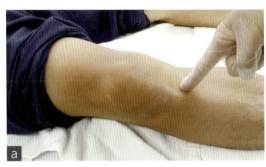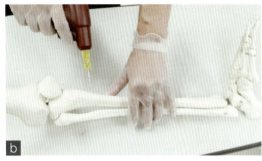

図34 近位脛骨への骨髄穿刺

2) 穿刺禁忌部位

穿刺の禁忌部位は以下の通りである。なお，凝固障害は禁忌ではない。

- 骨折がある肢
- 解剖学的指標が不明瞭（過度の腫脹など）
- 整形外科的手術の既往のある肢（人工関節置換術後など）
- 24時間以内に骨髄輸液を行った肢（漏出のリスクがあるため）
- 感染徴候が認められる肢

3) 穿刺の手順

【近位脛骨粗面の場合】

(1) 脛骨結節から2cm内側，1cm頭側の部位を穿刺部位とする（図34a）。

(2) 25mmの針（青色）を用いる［小児では15mm（ピンク色）を用いる］。

(3) 穿刺部位の消毒を行う。

(4) 穿刺部位に対して90°の角度で穿刺する。

(5) 皮膚を愛護的に穿刺した後，骨膜に到達するまではドリルを使用せず進める。骨に達した時点で，針にマーキングしてある黒線が少なくとも1本見えているのを確認する。黒線が見えなければ骨に到達しない可能性があるため，針を交換するか，穿刺部位を変える。

(6) 引き金を引いてドリルを回し（図34b），穿刺方向に軽度の圧をかけながらゆっくりと針を進める（過度の圧をかけてはならない）。

(7) 穿刺針の羽根の部分が皮膚に接するところまで進めたらドリルを止め，穿刺針から取り外す（小児では抵抗がなくなった時点で骨髄内に針が到達している可能性が高いため，引き金を離してドリルを止める）。

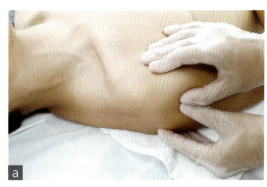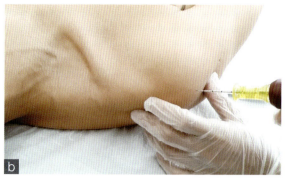

図35 上腕骨への骨髄穿刺

(8) 穿刺針の外筒からスタイレットを反時計回りに回転させながら除去する。
(9) スタビライザーにて固定する。
(10) 生理食塩液で満たされた延長チューブのコネクターを穿刺針に接続する。
(11) 接続したシリンジに陰圧をかけて吸引し，骨髄血が逆流することを確認する。
(12) 生理食塩液5～10ml（乳幼児では2～5ml）をフラッシュし，漏れや腫脹がないことを確認する。
(13) 輸液バッグにつなぎ，滴下を確認する。
(14) 骨髄輸液では，輸液，昇圧薬などの薬剤投与のほか，輸血も行うことができる。また，投与時の痛みを訴える患者に対しては局所麻酔として骨髄内に2％リドカインを投与することも可能である。
(15) EZ-IO®は24時間以上の留置はできないため，その間に別の輸液路を確保する必要がある。

【上腕骨頭の場合】
(1) 患者の上肢を内旋・内転させ，手掌を腹部の上に置く。
(2) 両側の母指を用いて上腕骨正中線を上行するようにたどり，上腕骨外科頸を同定する（上腕骨外科頸はしばしば「ボール」と「ティー」が接している部位と表現される）。
(3) 上腕骨外科頸より1～2cm上方に穿刺部位を置く（図35a）。
(4) 45mmの針（黄色）を用いる。
(5) 穿刺部位の消毒をする。
(6) 穿刺針を患者の体に対し45°の角度で傾け，外側上方より後内側へ向けて針を進める（図35b）。
(7) 以下，近位脛骨粗面の場合の手順(5)～(14)に準ずる。

病院前輸液

出血性ショックを合併する外傷患者では，従来推奨された循環動態改善を指標とした細胞外液補充液1～2lの急速輸液ではなく，近年は止血処置完了までは収縮期血圧80～90mmHgを維持する"permissive hypotension"が管理目標とされることが多い[3]。この背景として過剰輸液の弊害が指摘されており，出血の増悪，形成された血栓の破綻，過剰な心負荷，ARDS，炎症反応増悪，腹部コンパートメント症候群の合併などがあげられている[4,5]。

病院前治療での急速輸液も生命予後を悪化させることが示唆されており[6-8]，不要な輸液は避ける必要がある。具体的には，止血処置完了までは輸液を極力控え，やむを得ず輸液を行う場合には

■ 1c　共通の基本手技—輸液路確保と輸液投与

総輸液量を目標とした投与はせずに，橈骨動脈触知を指標として少量（250ml）ずつボーラス投与を行っていく[7)9)]。ただし，重症頭部外傷患者については一過性の低血圧でも脳灌流圧の低下により予後の悪化につながるため，比較的高い収縮期血圧（90～110mmHg 以上）[6)7)]を目標に管理を行う。

　一方で，敗血症では病院前輸液（200～1,000ml）が生命予後改善に効果があるとする報告もあり[10)]，積極的な輸液蘇生自体が否定されるものではなく，病態ごとに判断する必要がある。

【文献】
1) Santos D, Carron PN, Yersin B, et al：EZ-IO® intraosseous device implementation in a pre-hospital emergency service：A prospective study and review of the literature. Resuscitation 84：440-5, 2013.
2) Sheils M, Ross M, Eatough N, et al：Intraosseous access in trauma by air medical retrieval teams. Air Med J 33：161-4, 2014.
3) Rossaint R, Bouillon B, Cerny V, et al：The European guideline on management of major bleeding and coagulopathy following trauma：Fourth edition. Crit Care 20：100, 2016.
4) Gruen RL, Brohi K, Schreiber M, et al：Haemorrhage control in severely injured patients. Lancet 380：1099-108, 2012.
5) Kasotakis G, Sideris A, Yang Y, et al：Aggressive early crystalloid resuscitation adversely affects outcomes in adult blunt trauma patients：An analysis of the Glue Grant database. J Trauma Acute Care Surg 74：1215-22, 2013.
6) Cotton BA, Jerome R, Collier BR, et al：Guidelines for prehospital fluid resuscitation in the injured patient. J Trauma 67：389-402, 2009.
7) Feinman M, Cotton BA, Haut ER：Optimal fluid resuscitation in trauma：Type, timing, and total. Curr Opin Crit Care 20：366-72, 2014.
8) Geeraedts LM Jr, Pothof LA, Caldwell E, et al：Prehospital fluid resuscitation in hypotensive trauma patients：Do we need a tailored approach? Injury 46：4-9, 2015.
9) Ringburg AN, de Ronde G, Thomas SH, et al：Validity of helicopter emergency medical services dispatch criteria for traumatic injuries：A systematic review. Prehosp Emerg Care 13：28-36, 2009.
10) Seymour CW, Cooke CR, Heckbert SR, et al：Prehospital intravenous access and fluid resuscitation in severe sepsis：An observational cohort study. Crit Care 18：533, 2014.

▶Ⅱ章 現場診療◀

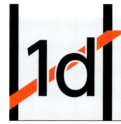 共通の基本手技
――鎮痛・鎮静の方針

適 応

鎮痛・鎮静の適応患者は，以下の通りである．
- 痛みのため移動や救出が困難な患者
- 不穏状態にある患者
- 気管挿管されている患者

鎮痛・鎮静薬には，呼吸抑制・循環抑制作用を有する製剤が多い．これらの作用出現時には，病院内でのモニタリングが整った状況と異なり，病院前では対応が難しい場合が多い．また，搬送時間が短ければ搬送中に薬剤の効果発現が得られないこともある．これらの理由から，病院前での鎮痛・鎮静のコントロールには消極的になりがちであるが，診療や救出作業の妨げになる場合や，搬送中の安全が脅かされるような場合には呼吸・循環動態に十分注意したうえで，鎮痛・鎮静を行ったほうがよい．

なお，過度の不穏状態にある患者では，ヘリ内での暴行によって航空機事故のリスクが生じるため，十分鎮静を得たうえで気管挿管を行うか，ヘリでの搬送を取りやめて救急車での搬送を考慮する．例外として，くも膜下出血が疑われる患者では搬送中の再出血を予防する目的で病院前から鎮痛・鎮静を行ってもよい．

方 法[1) 2)]

病院前での鎮痛・鎮静の最適な管理方法については controversial であり，コンセンサスがない[3)]．理想的には効果発現が迅速で，作用時間が短く，呼吸や循環動態抑制が少なく，静脈路以外の経路からも投与可能な製剤が望ましいが，現時点でそのような薬剤は存在しないため，下記の薬剤を適宜選択して使用する．選択の際は，症例ごとに搬送時間や意識レベル，痛みの強さ，呼吸や循環の動態を考慮する．なお，鎮痛については搬送時間が短時間であっても開始したほうが有益であるとの意見もある[4)]．

1．塩酸モルヒネ
1) 推奨用量
0.05～0.1 mg/kg，静注．効果が得られなければ同量を反復投与．
2) 注意点
病院前治療で広く用いられた歴史があり，世界中で使用実績が多い．投与後約 15 分で最大鎮痛効果が得られる．一方で，呼吸抑制作用は投与後 5～10 分後にピークとなり 4～5 時間継続する．高齢者は呼吸抑制があらわれやすいため注意する．また，用量依存性にヒスタミン遊離作用による血圧低下を生じる．

2. フェンタニル

1) 推奨用量

0.5〜1μg/kg，静注。効果が得られなければ同量を反復投与。

2) 注意点

投与後約5分で最大鎮痛効果が得られ，作用時間は30分〜1時間と短い。塩酸モルヒネと同様に呼吸抑制作用がある。ヒスタミン遊離作用はないが，中枢神経を介して徐脈を起こす作用があり，気管挿管時に顕著となることがある。

3. ミダゾラム

1) 推奨用量

1〜2mgずつ，静注。効果が得られなければ同量を反復投与。

2) 注意点

投与後約3〜5分で最大効果が得られる。副作用として過鎮静，呼吸抑制，血圧低下などがあり，オピオイドとの併用で増強される。鎮痛作用はない。適用外使用法であるが，点鼻 (0.1mg/kg)，筋注 (0.07〜0.08mg/kg) などの投与経路もある。

4. ケタミン

1) 推奨用量

0.5〜1mg/kg，静注。2.5〜5mg/kg，筋注。効果が得られなければ，半量または同量を反復投与。

2) 注意点

投与後約30秒で効果を発現する。鎮痛・鎮静両作用を有するが，鎮痛作用のほうが少ない用量で発現する。副作用としては覚醒時の悪夢，幻覚，せん妄などがあり，これらの覚醒時反応の予防としてミダゾラムを併用されることがある。呼吸抑制は一過性で軽度（静注後2〜3分以内）であるが，急速静注を行うと無呼吸や喉頭痙攣を起こすことがある。循環に与える影響については，一過性の血圧上昇と頻脈（静注後1〜3分以内）がある。頭蓋内圧上昇作用を有するため頭部外傷では禁忌であったが，近年は，他剤と比して循環を安定に保ち，脳灌流圧を維持することができるため安全に使用できるという報告もある[5][6]。

【文献】

1) 日本麻酔科学会：麻酔薬および麻酔関連薬使用ガイドライン第3版；催眠鎮静薬，2018.
   http://www.anesth.or.jp/guide/pdf/publication4-1_20180427s.pdf (accessed 2018-8-1)
2) 日本麻酔科学会：麻酔薬および麻酔関連薬使用ガイドライン第3版；鎮痛薬・拮抗薬，2018.
   http://www.anesth.or.jp/guide/pdf/publication4-2_20180427s.pdf (accessed 2018-8-1)
3) Park CL, Roberts DE, Aldington DJ：Prehospital analgesia：Systematic review of evidence. J R Army Med Corps 156 (4 Suppl 1)：295-300, 2010.
4) Gausche-Hill M, Brown KM, Oliver ZJ, et al：An evidence-based guideline for prehospital analgesia in trauma. Prehosp Emerg Care 18 (Suppl 1)：25-34, 2014.
5) Bourgoin A, Albanèse J, Wereszczynski N, et al：Safety of sedation with ketamine in severe head injury patients：Comparison with sufentanil. Crit Care Med 31：711-7, 2003.
6) Himmelseher S, Durieux ME：Revising a dogma：Ketamine for patients with neurological injury? Anesth Analg 101：524-34, 2005.

▶Ⅱ章　現場診療◀

2a 外傷治療手技──胸腔ドレナージ，胸腔開放術（仮称）

胸腔ドレナージ

1. 適応

胸腔ドレナージの適応は，以下の通りである。

- 生命に危険が及ぶ胸部外傷（緊張性気胸，開放性気胸など）
- 気胸や血胸のため呼吸の安定（酸素化）が十分得られない場合
- 搬送中に緊張性気胸となる可能性がある場合（陽圧換気が必要な胸部外傷など）

2. 手技

(1) 乳頭の高さ（第4・5肋間）の中腋窩線付近を胸膜開放の部位とし，十分な大きさの皮膚切開（約3～5cm）を行う。large incision をためらわない。

(2) 鉗子（直あるいは曲のペアン鉗子）で肋骨上縁を確認後，壁側胸膜を鈍的に開放する。

(3) 用指的に胸膜を開放し，癒着がないことを確認する。癒着剝離は出血や臓側胸膜・肺実質損傷などの副損傷を起こさないよう慎重に，ただし迅速に行う。

(4) 胸腔ドレーン（28Fr以上）を胸腔内へ留置する。この際，原則としてドレーンの内筒は抜いておき，鉗子でドレーンチューブ先端付近の側孔を把持して胸腔内にドレーンチューブを確実に誘導し，肺尖部背側にチューブ先端が位置するように留置する。

(5) （必要に応じて）ポータブル持続吸引器を用いる。

【補注】

- 胸腔ドレーンチューブの末端に指先を切除したゴム手袋を装着することで，大気が胸腔内へ吸引されることを防ぎ，かつ胸腔内圧を体外へ開放できる簡易的チェックバルブとなり得る（図36）。
- 現場活動時間を考慮し，ドレーンの縫合固定は行わず幅広テープでの仮固定とする。

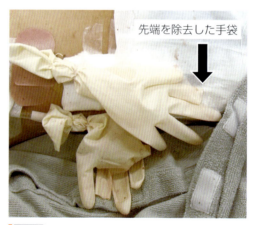

図36　簡易式チェックバルブ

- 左胸腔への手技の場合は，必要に応じて救急車内のストレッチャーを右側に移動させる。
- 横隔膜損傷に伴い胸腔内に腹腔内臓器（腸管など）が脱出していることがある。ドレーン挿入時はそのような可能性にも注意する。

3. 禁　忌

原則的に禁忌はないが，胸膜が癒着している場合は医原性損傷を惹起することもあり，開胸時には十分注意する。

胸腔開放術（仮称）

1. 目　的
胸腔開放術の目的は，緊張性気胸の解除・予防である。

2. 手　技
(1) 前胸部鎖骨中線上第2肋間にメスで皮膚切開を行う。
(2) ペアン鉗子で胸壁を鈍的に切開する。
(3) 胸膜をペアン鉗子で貫通し，用指的に拡張して脱気音を確認する。

【補注】
- この操作は人為的に開放性気胸を作る手技となるため，原則として確実な気道確保（気管挿管，外科的気道確保）かつ陽圧換気下に行うべきである。
- 患者の切迫した状況などにより，側胸部から胸腔ドレーンチューブ挿入を行う時間的猶予がない場合，主に緊張性気胸による死亡を回避・予防する目的で行う。「胸腔ドレーン挿入＋ドレーンバッグへの接続での搬送」は数分間ながら手技に時間を要すること，搬送の際にチューブやドレーンバッグが物理的な障壁となり得ること，チューブの事故抜去の危険性があることなどを考慮して，本手技を選択する状況があり得る。

▶ Ⅱ章　現場診療◀

2b 外傷治療手技 ― 止　血

圧迫止血法

1．直接圧迫止血法

　止血の基本は圧迫止血である。感染防御のためにビニールまたはゴム手袋を装着し，滅菌ガーゼを創部表面に当てて圧迫を行う。その際，創部を観察し，出血点の位置と出血の性状（拍動する動脈性出血なのか，湧き出てくるような静脈性出血であるのか）を把握する。やみくもに幅広く圧迫しても十分に止血効果は得られないため，できるかぎり出血点をピンポイントで圧迫する。出血がなかなか止まらない場合は，指先または手掌部で体重をのせて圧迫する。

2．間接圧迫止血法

　動脈性の出血で，直接圧迫止血法においても止血が困難な場合には，出血部よりも中枢側の主幹動脈を圧迫することによって出血の勢いを弱め，止血を図る。直接圧迫の併用でさらに止血効果が上がり，その間に止血鉗子や止血帯を準備する。血管の走行などの解剖学的知識を熟知し，各部位における止血点を認識しておく必要がある。

1）上腕部出血

　上腕部での大出血の場合，腋窩部を走行する腋窩動脈を上腕骨に押しつけるように圧迫する。より近位での圧迫が必要なときは，鎖骨と胸鎖乳突筋付着部間の角を強く下方に圧迫することで腋窩動脈起始部を圧迫できる。

2）下肢（大腿部）出血

　下肢の大出血では大腿部のできるかぎり近位に止血帯（ターニケットなど）を装着して止血することが有効である。すぐに止血帯を準備できない場合は，鼠径部を強く圧迫することで大腿動脈の流れを一時的に止めることができる。動脈性の出血では，長時間圧迫での止血に限界があり，できるかぎり速やかに止血帯での止血へ転換したほうが確実である。

止血帯を用いた止血

1．適応，注意点

　四肢の動脈性出血に対して直接圧迫止血法や間接圧迫止血法で効果がない場合など，とくに緊急性を要する場合に実施する最終手段的な止血法である。救出・救助事案などで奏効することが多い。
　止血帯として使用するものは空気止血帯（エアーターニケット）が望ましく，準備できない場合はエスマルヒ駆血帯や三角巾などの幅の広い（3 cm 以上）帯状のものを選択する。血管を含めた組織全体を物理的に圧迫するため，止血帯使用部では組織を損傷することがあり，末梢部はより虚血状態となる。幅の狭いひも状のものでは十分な圧迫が難しいうえに，組織損傷の可能性が高くなる。
　また，止血帯を使用する場合は必ず止血時刻を記録する。止血帯法では末梢組織の虚血許容時間

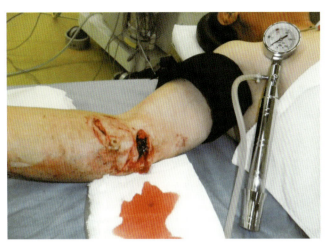
図37 右肘動脈性出血に対するターニケットによる止血

とされる「1時間」を目途に一時緊縛を解除して末梢組織に血流を再開させる必要があり，5分間のインターバルを置いてから再度緊縛を行う。インターバルの間は，出血量を抑えるために直接圧迫止血法を行う。なお，緊縛部位以遠の組織壊死や神経障害を起こす可能性があり，技術に習熟しておく。

2．駆血の実際

出血部位よりも中枢側，すなわち，上肢では上腕部（肘関節から肩関節），下肢では大腿部（膝関節から鼠径部）で駆血する（図37）。

患肢を挙上しつつ両手で圧迫し，血液を駆血帯より中枢へ戻す。駆血部より末梢での静脈うっ血と静脈出血量を減らすためである。その後，収縮期血圧の約2.5倍（上肢で250mmHg，下肢で350mmHg）を目安に駆血帯に空気を入れる。その際，上肢では300mmHg，下肢では500mmHgを超えないように注意する。通常，意識のある患者では我慢できないほどのターニケットペインが出現するため，鎮痛薬や麻酔薬を症状に合わせて使用する。

結紮・縫合止血

1．結紮止血

創傷部に出血源となる血管を確認できればペアン鉗子で把持し，2-0または3-0絹糸などで結紮する。現場滞在時間を短くするときは鉗子の把持のみでよい。血管把持が困難な場合は，周囲の組織ごと結紮止血を行うこともある（図38）。

2．縫合止血

組織が脆弱で出血点が把持できない場合や，出血点が組織内に引き込まれている場合などは，出血点と思われる部位を挟み込むようにZ縫合やU縫合を行うが，現場での縫合止血に固執しない。

▶Ⅱ章　現場診療◀

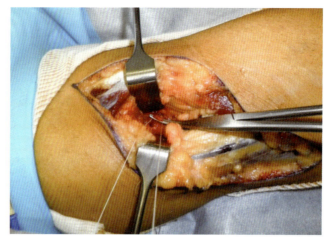

図38 血管断端部を周囲の組織ごとペアン鉗子で把持し結紮

フォーリーカテーテルを用いた止血

　心損傷では，指による圧迫止血や皮膚縫合用のステイプラーによる一時止血を行うが，フォーリーカテーテル（尿道用バルーンカテーテル）を損傷部に挿入し，バルーンを膨らませてカテーテルを引き戻すことにより，出血口を閉鎖して出血をコントロールすることもある（図39）。

　また，穿通性の鎖骨下動脈損傷など，深部からの出血にもかかわらず創が小さい場合にも，フォーリーカテーテルによるバルーンのタンポナーデ効果で出血の制御が可能である（図40）。

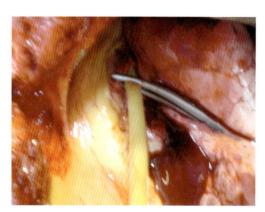

図39 右室損傷に対するフォーリーカテーテルを用いた止血

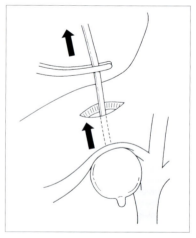

図40 鎖骨下動脈損傷に対するフォーリーカテーテルを用いた止血

▶Ⅱ章　現場診療◀

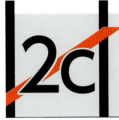

外傷治療手技
—蘇生的開胸術

適　応

病院前での蘇生的開胸術 (prehospital resuscitative thoracotomy；pRT) の適応は，以下の通りである。

- 胸腹部・骨盤外傷などで発生した切迫する心停止に対し，大動脈遮断を要する場合。
- 心停止が切迫した心タンポナーデに対し，心膜切開による心嚢開放が必要な場合。

※肺損傷による大量出血，air leakage を認めた場合は肺門部遮断を行う。肺門遮断鉗子がすぐ使えないなどの理由で迅速に遮断できない場合は hilar twist 法を行う。

準　備

pRT では必要な資器材の準備に 1〜2 分を要するため，可及的早期に必要性を宣言する（現場到着前に pRT の必要性を感じた場合は，ヘリ内で活動方針を共有しておくとよい）。救急車内では，ストレッチャーを右側に移動させ，患者の左側に活動スペースを確保するとよい。

手　技

1. 左側開胸術

(1) 仰臥位，左上肢を頭側へ挙上する。

(2) 胸部をイソジン® で消毒し（ボトルからそのまま撒く。この作業は省略可），滅菌手袋をする。

(3) 左第 4・5 肋間，すなわち男性は乳頭下 2 横指，女性は乳房下縁（乳房は頭側に避けるとよい）で左前胸部（胸骨左縁から乳頭下を通り，中腋窩線に至る円弧状）に皮膚切開を置く（図 41）。

(4) 肋骨上縁に沿うように，肋間をメスおよびクーパー剪刀でさらに切開し，切開創のどこか 1 カ所で胸腔内に到達する。

(5) 切開創を用指的に広げ，剪刀で肋間を切離して両手が胸腔内に入るくらいまで拡張する。ただし，背面方向に筋層を深く切離しないよう留意する。

(6) 開胸器で肋間を広げ，視野展開する。

2. 大動脈遮断

(1) 左開胸後，左手で左肺と心臓を腹側に避け，右手を背側肋骨に沿って椎体まで滑らせると，最初に触れる索状物が胸部下行大動脈である（pRT が必要な状況下ではほとんどの場合虚脱していることを念頭に置く）。大動脈は可能であれば直視下に確認するが，それに時間をかけてはならない。

▶Ⅱ章　現場診療◀

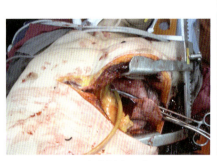
a：左前側方開胸

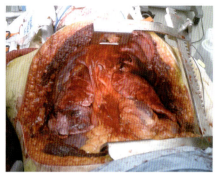
b：クラムシェル開胸

▌図41▐ 開胸

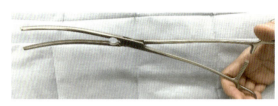
▌図42▐ 大動脈遮断鉗子

　(2) 下行大動脈の腹側・背側では，大動脈遮断鉗子をかけられるよう用指的に大動脈周囲の結合組織を剝離する．

　(3) 左手で下行大動脈の授動した部分を展開し，右手で大動脈遮断鉗子（図42）の先端を椎体に押しつけるようにして大動脈にかける．

【補注】
- 胸膜剝離が不十分で total-clamp できず hemi-clamp となっていても，遮断効果はかなり見込める．さらに，胸膜を破ると肋間動脈損傷を合併することもあるため，大動脈周囲の胸膜は剝離・穿破しない，ないし最小限にとどめるようにする．
- ただし，胸膜剝離・穿破が不十分な場合は遮断鉗子がスリップしやすくなるため，遮断効果を適宜確認する．
- 鉗子把持が困難であれば，用手的に大動脈を遮断する．
- 下行大動脈遮断は，あくまでも出血に対する一時的な proximal control（および脳血流・冠血流の維持）を行っているにすぎず，その後の迅速な止血術が続けて行われてこそ意味をもつものである．

3．開胸心マッサージ

　(1) 両手掌で心臓を挟み，心尖部から心基部に向かって心室を圧迫する．心室を損傷することがあるため，手指の先端部や片手で心臓を圧迫してはならない．

　(2) 肉眼的に心室細動を認めれば，ただちに除細動を行う．体内パドルを使用し，体外式除細動の10分の1のエネルギー（0.5J/kg，例：30J/60kg）で施行する．

　(3) 心タンポナーデを疑えば，引き続いて心囊切開を行う（p.76参照）．

【補注】
- 右心系損傷などで左開胸に引き続き，十分な縦隔内の視野が必要とされる状態や，両側の胸腔内の止血が必要な状態では，左側開胸の創を，胸骨を横断して右方に延長するクラムシェル開胸（図41b）を行う．
- 心拍再開後は肋間動静脈，内胸動静脈，筋層からの出血を認めるため，最短時間で止血する．

2c 外傷治療手技—蘇生的開胸術

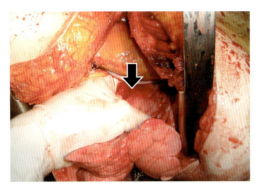

［文献1）より転載］

図43 下肺靭帯（左肺）

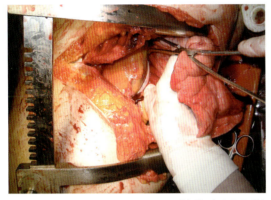

［文献1）より転載］

図44 肺門部遮断

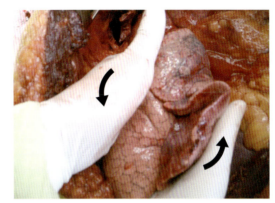

［文献1）より転載］

図45 hilar twist法

4. 肺門部遮断

(1) 横隔膜から後縦隔に連続する下肺靭帯を，目視あるいは指で確認しながらクーパー剪刀で切離する。後縦隔側では肺門部に向かって切離するが，下肺静脈損傷に注意する（図43）。

(2) 肺上葉は胸壁と固定されていないため，肺門部頭側は容易に手指を挿入できる。

(3) 肺が肺門部のみでつながる状態になったら，左手を肺門部尾側より後面に挿入し，示指を肺門部頭側にくぐらせるようにして母指との間で肺門部を一括把持する。

(4) 肺門部遮断鉗子で肺門を遮断する（図44）。

5. hilar twist法

(1) 肺靭帯を，目視あるいは指で確認しながらクーパー剪刀で切離する。

(2) 肺門部のみで固定された肺を両手で把持し，左肺は時計回り（大動脈の走行の方向）に180°，右肺は反時計回り（同様に大動脈の走行の方向）に180°回転させる（図45）。肺動静脈の捻転により止血が得られる（気管支を遮断するためにはより強く回転させる）。

(3) 回転位を保持するために，胸腔内頭側・尾側にガーゼ充填を行う。

【文献】

1) 日本医科大学千葉北総病院救命救急センター監：写真でわかる外傷基本手技，インターメディカ，東京，2009．

▶Ⅱ章　現場診療◀

2d 外傷治療手技 ―心嚢切開, 胸腔内止血術

心嚢切開

1. 適応
病院前での心嚢切開の適応は, 以下の通りである.
- 出動現場では, 心嚢切開は「心タンポナーデの解除」のみを念頭に置いて行う.
- 全身観察によって心嚢液貯留の有無を判断することはきわめて困難であり, 積極的に疑う必要がある.

2. 手技
（1）左側開胸術に引き続いて行う.
（2）横隔神経を損傷しないよう, 同神経の腹側で平行に, 剪刀で心嚢（線維性心膜および漿膜性心膜壁側板）を切開して開放する（図46）.

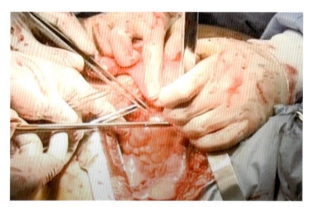

図46 心膜切開

（開胸後）胸腔内止血術

　心拍再開後，肋間動脈や内胸動脈からの活動性出血が認められた場合は，鉗子などで手際よく止血する。丁寧な止血は不要である。

　外傷によりすでに心嚢が開放されており損傷部位が確認できた場合，心室損傷に対しては，示指による用手圧迫，バルーンカテーテルによる損傷部閉鎖，スキンステイプラーによる簡易閉鎖，サテンスキー鉗子による損傷部閉鎖（心房・上下大静脈損傷の場合などで有効）を用いて出血を制御する。この際，損傷部を広げることのないように注意する。

　直視下に損傷部が確認できる場合を除き，損傷部位の詳細な確認および修復は現場では行わない。そのため，心嚢切開をあえて 2～3cm にとどめ，閉塞性ショックの開放とタンポナーデ効果による止血を用指的にコントロールしながら搬送する。また，十分な観察ができていないにもかかわらず，盲目的に鉗子でクランプしてはならない。

▶Ⅱ章　現場診療◀

2e 外傷治療手技 ―四肢切断

目的と適応

　救出困難な重症外傷患者において，四肢切断を行うことにより救命のための早期治療につなげる。
　患者の四肢が事故車体や機械などに挟まれ救出不能な事案において，患者のバイタルサインが不安定な場合は絶対適応としてよい。また，救出に長時間を要し，患肢の温存が不可能と判断される場合は相対的適応となる。

手　技

1．切断部位の決定

　基本的には，挟まれている部位の近位で切断する。骨折を伴っていれば，骨折部での切断を行う。骨折を伴わなければ関節離断を考慮する。関節離断が困難と判断した場合には，基地病院へボーンソー(図47)，支援医師(整形外科医師)を要請し，骨切りを行う。

2．鎮痛・鎮静

　切断は激痛を伴うため，鎮痛・鎮静を行う。必要に応じて気管挿管を施行する。静脈麻酔のみならず，神経ブロックも有用である。

3．駆　血

　ターニケットによる止血は，近位にターニケットを巻くことができる部位があれば行う。止血に要する圧は，上肢が「収縮期血圧＋100mmHg」，下肢が「収縮期血圧＋150mmHg」である。

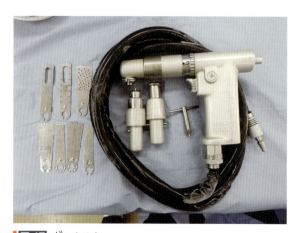
図47　ボーンソー

2e 外傷治療手技―四肢切断

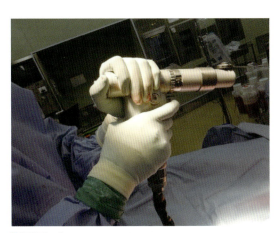
図48 ボーンソーの持ち方

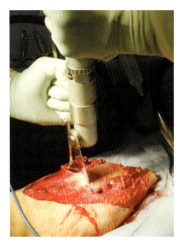
図49 ボーンソーによる骨切り

4. 皮膚切開
　筋膜までメスを用いて切開する。この際，フィッシュマウス状に切開する必要はなく，丸太を切るように全周性に切開する。

5. 筋　肉
　ペアン鉗子で筋肉をすくい，メスで切断する。

6. 神経血管束
　解剖学的構造から位置を予測し，ペアン鉗子にて同定して確保する。動脈・静脈は 2-0 絹糸を用いて結紮し，切離する。神経も動静脈と同レベルで切離する。この際，可能であれば二重結紮を行う（移動時に外れてしまうと致命的となるため）。
　現場に電気メスはないため，筋肉や皮下からの出血は許容する。ただし，主要血管は確実に結紮止血を行う。

7. 骨
1) 骨折があり，同部位で切断可能な場合，または関節離断が可能な場合
　骨折部での離断が可能な場合は，通常開放骨折であることが多い。創部を広げ，視野を十分に確保する。手技中骨折部位で自身の手を切らないよう注意が必要である。骨が不全離断となっている場合には，裁ちばさみを用いて切断する。
　また，骨折部での離断が困難であっても，近位に関節があれば関節離断も選択できる（下腿骨を挟まれ，同部位での切断は不可能であるが，すぐ近位の膝関節での切断を選択する場合など）。関節部で皮膚切開を行い，神経血管束の同定・結紮を行うとともに，筋肉付着部を骨から剝離する。続いて，関節を開いて靱帯を切断する。ボーンソーを準備する必要がないため時間短縮の面で有利であるが，実施の可否については整形外科班の判断を要する。

2) 骨折がない，または挟まれた部位よりも近位で切断が必要な場合，関節離断が不可能な場合
　骨の離断にはボーンソーが必要となるため，基地病院から運んできてもらうか，基地病院へ取りに帰らなければならない。ボーンソーによる骨切りの際には，周囲の軟部組織を傷つけないよう注意しながら行う（図48，49）

79

▶Ⅱ章　現場診療 ◀

8. 創部の被覆
ガーゼでの圧迫止血を基本とする。

9. 切断肢の処置
切断肢は可能なかぎり持ち帰る。

特記事項

　四肢切断は身体的にも精神的にもきわめて侵襲の大きな処置である。そのため，切断の選択は慎重になるべきであるが，決断した後には迅速に処置を遂行する。

　切断に際して四肢の解剖学的構造の理解は必須である。また，切断は整形外科的処置でもあるため，日頃からボーンソーなどの取り扱いに精通する必要がある。

　自力での処置が不可能であると判断した場合には，基地病院から応援医師を要請する。

▶Ⅱ章　現場診療◀

2f 外傷治療手技 ―骨盤評価・固定

骨盤の評価

　現場における骨盤の評価で重要なのは，循環動態に影響を与える可能性の高い骨盤輪骨折の有無である．不安定型骨盤輪骨折に対しては，早期からの積極的な医療介入が救命の鍵となる．可及的早期の診断は外傷チームに対して重症アラートを喚起することにつながり，ひいては予後を改善させる可能性がある．

　病院前においては，骨盤骨折を認識する方法は問診，視診，触診しかない．視診上のポイントは，下肢の外転位，脚長差，陰部の血腫・腫脹などである（図50）．骨盤輪の不安定性確認徒手テスト（以下，徒手テスト）は慎重に行うことを条件として，有効である．

徒手テスト

1．徒手テストの施行
1）注意点
　（1）仙骨〜仙腸関節部の圧痛把握のための殿部触診は原則行わない（手技が確立しておらず，確度が不明であるため）．
　（2）徒手テストは骨盤輪の不安定性をチェックするための手技であることを認識する（骨盤骨折の有無をみるテストではない）．

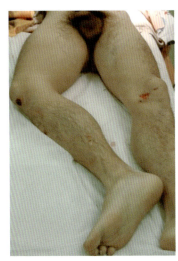
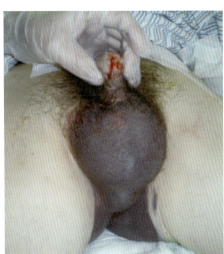

　　　a：下肢の外転位　　　　　　b：陰部の血腫・腫脹
図50　骨盤骨折の視診上のポイント

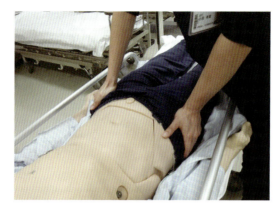
図51 外転不安定性テスト

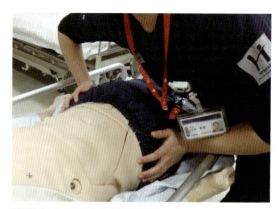
図52 内転不安定性テスト

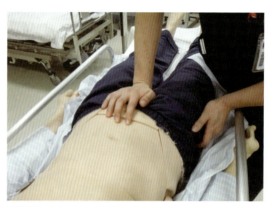
図53 恥骨結合圧迫テスト

2）病院前において

　救急隊の処置の有無（簡易固定の有無）にかかわらず，代表医師1名が1回のみテストを施行する。この際，すでに装着されている簡易固定は除去しない。また，固定位置が不適切でも，極端な位置異常でないかぎりは固定を変更しない。なお，ERにおいては，救急隊の処置の有無（簡易固定の有無）にかかわらず，代表医師1名が1回のみテストを施行する。病院前において出動医師がテストを施行している際は，原則施行しない。

2．3つの徒手テスト

1）外転不安定性テスト

　圧迫部は（上前）腸骨翼を原則とする（図51）。同部に創などの問題がある場合や，疼痛が顕著である場合は施行しない（骨盤骨折疑いとする）。

2）内転不安定性テスト

　圧迫部は（上前）腸骨翼を原則とする（図52）。同部に創などの問題がある場合や，疼痛が顕著である場合は大転子部を圧迫点とする。

3）恥骨結合圧迫テスト

　恥骨結合付近を圧迫する（図53）。同部に創などの問題がある場合や，疼痛が顕著である場合は施行しない（骨盤骨折疑いとする）。

骨盤簡易固定

1. 適応

徒手テストにより骨盤輪の不安定性を認める場合，または下位腰部・骨盤部の痛みを訴える場合は，骨盤簡易固定の適応となる。

2. 手技

救急隊によりシーツラッピングやデバイスによる外固定が施行されていた場合，原則としてそのまま画像診断まで固定を維持する。固定力が維持されているかを確認し，緩んでいる場合は修正する。固定位置は大転子部が理想であるが，腸骨翼部分に装着されていても，再固定は行わずに固定を維持する。

外固定のない場合，救急隊の手も借りてフラットリフトを行い，愛護的にシーツ，サムスリング-II® もしくは T-POD レスポンダー® を体幹とバックボード間へ滑り込ませる。

1) サムスリング-II® の装着（図54）

大転子部レベルで黒ベルトを対側オレンジバックルに通し，助手にオレンジバックル側のストラップを引かせ，施行者は黒ベルトを対側に引く。「カチッ」とクリック音が鳴るまで引き，ベルクロ部に固定する。

2) T-POD レスポンダー® の装着

スライダーがあればスライダーを膝窩部に滑り込ませ，大転子まで左右にスライドさせながら上方に移動させる。バンドをスライダーに挟み，スライダーを抜いてバンドを骨盤底部に敷く。プーリーシステムを腹側からバンドの両側に貼り（両面テープ），プルタブを引く。適度なテンションがかかったところで（ここがサムスリングと異なる），ひもをフックにかけて，プルタブをベルクロ部分に貼り付ける。

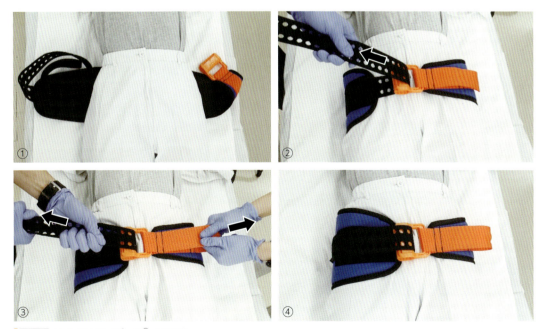

図54 サムスリング-II® の装着

▶Ⅱ章　現場診療◀

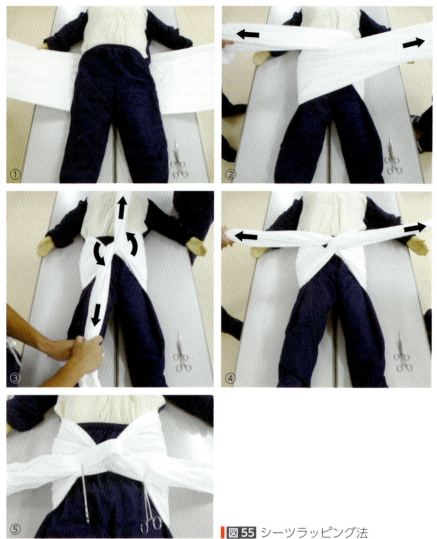

図55 シーツラッピング法

3) シーツラッピング法（図55）

150cm以上ある伸縮性のないシーツと，ペアン鉗子2本を準備する．患者の背面，骨盤部付近（大転子を中心とする）にシーツを移動させ，手技者2名で両端を持つ．左右の端を交差させた後，一定の力で牽引をかけながら骨盤部を前方で締めつける．シーツを牽引したまま，シーツの両端を恥骨上で左右に絞るように180°捻る．骨盤部に巻きついたシーツと，捻ったシーツの一部（全体でなくてよい）をペアン鉗子でとめる．

【補注】
- 骨盤簡易固定では，骨盤部の固定だけでなく，同時に下肢を内旋内転させて膝関節上部を太めの弾性包帯（エラスコット® など）で巻くことで骨盤の転位を矯正でき，動揺性も抑制できる．この際，膝関節下部の腓骨神経の存在に注意する．

3. 禁　忌
1) 絶対的禁忌
骨盤部杙創などで異物が残っている場合は絶対的禁忌である．

2) 相対的禁忌
装着の時間より搬送を優先させたほうが有益であると判断した場合や，装着により疼痛が極端に増強した場合などは，相対的禁忌となる．

Ⅱ章 現場診療

2g 外傷治療手技 —頸椎・四肢固定，脊柱運動制限

頸椎固定

1. 適 応
外傷患者の初療時には，常に頸部損傷（頸椎骨折，頸髄損傷）の可能性を考慮する．頭部と頸椎を愛護的に扱い，頸椎保護目的に頸椎カラーを装着する．

絶対適応となるのは，以下の通りである．
- 意識障害がある（頭部外傷，アルコール，薬物など）
- 鎖骨より頭側の外傷がある
- 神経学的異常所見を認める（四肢麻痺，痺れ，異常知覚，感覚鈍麻など）
- 激痛を伴う他部位の外傷を認める
- 高齢者や乳幼児，精神疾患患者
- 受傷機転（高エネルギー外傷）

重症外傷の場合，気道確保が頸椎保護よりも優先されるべきである．また，確実な気道確保のために頸椎固定を一時的に解除せざるを得ない場合を除き，基本的に病院前においては頸椎固定の解除は行わない．

2. 目 的
頸椎固定の目的は，①病院到着・確定診断までの頸椎保護，②二次的な頸髄損傷の予防である．

3. 手 技
患者の頭部を正中位で固定し，もう1名がカラーを装着する．

脊椎ボード（バックボード）を併用する場合，頭部固定具（ヘッドイモビライザー）で両側頭部を固定した後，ストラップで頭部固定を追加する．正中位に抵抗がある場合や痛みが強くカラーの装着が困難な場合，肥満などで固定が難しい場合には，毛布などを使用する（図56）．

乳幼児は後頭部が突出しており，仰臥位では前屈位となりやすいため，肩や後頸部へタオルなどを入れて前屈位を解除する．また，小児ではタオルを首に巻きつけて代用することもある．

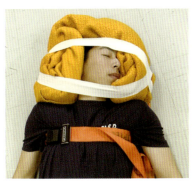

図56 頸椎の固定

四肢固定

1. 適 応

身体所見から四肢の骨折・脱臼が疑われる場合に適応となる。

きわめて重症の体幹部外傷症例など時間管理が重要な症例では，必ずしも四肢固定を行う必要はなく，搬送を優先させる。患者の状態が安定していれば，搬送前に四肢固定を行う。また，四肢変形を認める症例で牽引・整復を試みる場合，少しでも抵抗があるようであれば，屈曲したままの状態で搬送するのが原則である。

2. 目 的

四肢固定の目的は，①骨折部の安定化と骨折部からの出血の抑制，②疼痛の緩和，③軟部組織や血管・神経などの二次的損傷の回避，である。

3. 手 技

損傷部の近位・遠位2関節の固定を原則とする。通常は患肢に副子を当て，弾性包帯にて固定する。

1) 閉鎖骨折

現場では，明らかな変形・短縮を認める場合には骨折と診断可能であるが，外見からでは診断不可能な骨折も多い。四肢の疼痛の訴えがあれば骨折を疑ってよい。骨折を疑う場合，可能であれば長軸方向に牽引を行ったうえでシーネ固定を行う。牽引により骨折部の整復がなされ，疼痛を軽減する可能性があるためである。この際，解剖学的整復位にこだわる必要はない。疼痛が強く動かせなければ無理に操作を行わず，その状態で固定する。

とくに大腿骨骨折では，解剖学的整復による出血制御が期待できる。また脛骨骨折では，出血や軟部組織損傷によりコンパートメント症候群が引き起こされる可能性があるため，固定は重要である。

大腿骨骨折や上腕骨骨折の場合，2関節固定は不可能である。そのような場合には対側の下肢や体幹をシーネがわりに固定したり，バックボードとベルトを用いて固定する（図57）。

2) 開放骨折

四肢開放創を認めた場合には開放骨折を疑う。創部からの出血を圧迫止血し，整復は行わずにシーネ固定を行う。その際，開放創から触れる骨折部は無理に押し込まない（汚染組織が創内に入り込み，二次汚染が生じるため）。

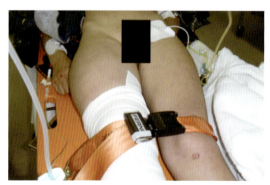

図57 バックボードとベルトを使用した大腿骨骨折の固定

3）脱　臼

脱臼が疑われた場合，現場での盲目的徒手整復は禁忌である．患者に苦痛を与えるだけでなく，医原性骨折を生じ得る．原則的に，発見時の肢位を保ったまま固定とする．

4．鎮　痛

患者の疼痛を軽減するための整復固定は推奨される．その場合は鎮痛薬投与下に行うのが望ましい．ただし，呼吸・循環への影響を懸念する症例の場合には，鎮痛薬を現場では使用しにくい．それ以外の疼痛を伴う症例に関しては，積極的に鎮痛を施行する．

脊柱運動制限

1．適　応

外傷患者では，脊椎外傷や頸・胸・腰椎骨折，脊髄損傷を合併している可能性を考慮しなければならない．移動時の二次的損傷を防ぐため，バックボードにて脊柱運動制限を行う必要がある．

気道確保困難例では気道確保を優先するために，一次的に脊柱運動制限の解除が必要な場合もあり得る．

2．目　的

脊柱運動制限の目的は，①病院前の二次的損傷の予防，②潜在する臓器損傷や骨折の保護，③移動や搬送時の安全性向上，である．

3．手　技

バックボードによる脊柱運動制限を基本とする．

まず，バックボード上に患者を移動させる．胸部，骨盤部，膝部の3カ所で，バックボードにベルトで固定する．体幹の固定後，頭部は正中位で固定する．頭部固定具（ヘッドイモビライザー）で両側頭部を固定し，ストラップで固定を追加する．

脊柱の前彎が強い高齢者や後頭部が突出している乳幼児では，背部にタオルを挟むなどの工夫を行う．

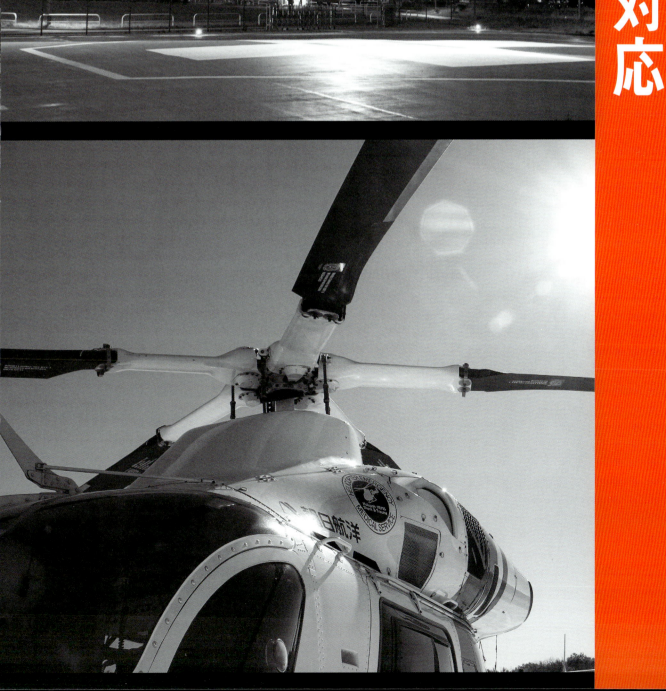
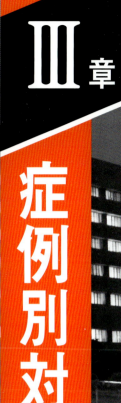

III章 症例別対応

▶Ⅲ章　症例別対応◀

1 外傷症例

　北総救命がもっとも重点を置く治療対象は，重症外傷症例である。重症外傷に対する病院前診療の最大の目標は心停止の回避であり，そのための現場医療介入は積極的に行うことを基本方針とする。とくに，気道（A：airway），呼吸（B：breathing）に関しては，気管挿管や胸腔ドレナージなどの比較的簡単な処置で安定化が得られるため，その実施は「迷ったらやる」を原則としてよい。ただし，患者の状態や人数，現場状況や搬送時間を考慮し，処置よりも搬送を優先させることも重要であり，いたずらに現場滞在時間を延ばしてはならない。

　また，現場と病院間の迅速な情報共有が搬送後の根本的治療開始を早めることを認識し，帰還途上の無線よりも現場からのREMOTESや電話による情報発信に努める。

重症体幹部外傷

1. 患者接触前
　消防指令の覚知内容，または現場救急隊からの要請内容から重症感を察知する。
　出動中は救急隊との無線交信によりショックの有無と体幹部（胸・腹・骨盤）損傷の可能性を簡潔に取得する。この際，詳細な情報に固執しないが，「ショックなし」という情報は盲信してはならない。重症体幹部外傷（ショック，胸郭動揺，胸部軋音，胸腹部打撲痕，腹部圧痛，骨盤動揺または圧痛など）が疑われる場合，医療チームおよび運航クルーで情報の共有，活動方針の決定，資器材準備を着陸前に行う。とくに気管挿管の準備，末梢ライン（骨髄輸液を含む）の準備，外傷バッグの携行は必須である。

2. 救急車内活動
　重症体幹部外傷に対する活動において考慮すべきポイントを以下に示す。手技などの詳細はⅡ章を参照すること。
1) 気管挿管
　気管挿管は，肺挫傷に対する酸素化，胸郭動揺に対する陽圧換気，ショックにより意識レベルが低下した症例の確実な気道確保が主な適応である。また，胸腔ドレナージを行う場合に気管挿管が必要となることがある。
　ショックに対する気管挿管は必須ではない。用手的気道確保の可否，呼吸状態，手技に要する見込み時間，搬送距離（時間）などを考えて決定する。気管挿管時の鎮静薬使用では循環虚脱が急速に進行し，切迫心停止に陥る可能性があることを忘れてはならない。
　意識下での挿管が基本であるが，鎮静が必要な場合には急速輸液で循環を維持しながら，極少量の鎮静薬を使用する。また鎮静薬による影響のみならず，ショック患者に対する気管挿管と換気が心停止を誘発することも認識しておく。
2) 胸腔ドレナージ
　緊張性気胸を疑う症例では胸腔ドレナージが必須である。ただし，気胸を疑うが呼吸が安定して

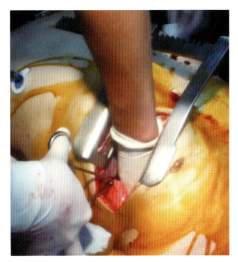
図58 病院前蘇生的開胸術（pRT）

いる症例では必須ではない。FAST により大量血胸が確認され，B・C の異常がある場合にも適応となる。

左胸腔ドレナージの際にはストレッチャーを右側に寄せ，患者の左側に立って行うのが原則である。

3）病院前蘇生的開胸術（prehospital resuscitative thoracotomy；pRT）

左前側方開胸による胸部下行大動脈遮断は侵襲的であるが，短時間で施行可能な出血の制御法である（図58）。施行時間，現場活動の困難性の観点から病院前での REBOA 挿入は考慮しない。

ショックを疑えば必ず外傷バッグを携行し，常に pRT の施行を念頭に置く。

深昏睡を伴う重度の体幹部出血性ショックの場合には，頸動脈の触知が弱くなった時点で pRT を決断する。いったん完全な心停止に陥れば蘇生の可能性はない。搬送中の心停止が予想される場合には，さらに早い段階で決断してもよい。

4）心タンポナーデの解除

心タンポナーデによる閉塞性ショックの場合には，心囊の小切開によるドレナージを行う。心囊が開放された心損傷で，損傷部位が同定できる場合には，フォーリーカテーテルやスキンステイプラー，サテンスキー鉗子による一時止血が有効である。

損傷部位の確認・修復を目的としたクラムシェル開胸は，いたずらに時間を要することとなる可能性が高く，特別な場合を除いて病院前では推奨されない。

5）骨盤固定

骨盤部の動揺，著明な圧痛，下肢長差など，骨盤骨折が強く疑われる場合，サムスリング® による骨盤固定，下肢の膝上での内旋固定を行う。

6）輸液蘇生

damage control resuscitation（DCR）は病院前から始まっている。搬送に耐え得る程度の低血圧（収縮期血圧 70～90 mmHg）は許容し，過剰な輸液投与は避ける。ショックで静脈虚脱している場合や四肢損傷例などでは骨髄輸液も考慮する。晶質液から膠質液に早期に変更してもよい。

7）病院前採血

来院後早期に輸血を開始するため，病院前での採血が重要となる。ヘリ機内のドクターシート右側の採血スピッツを携行する。輸液路確保と同時に採血を行うことが理想であるが，困難な場合はヘリ内に患者搬入後に採血を試みる。採血，スピッツ管理は医師の責任のもとに行う。

8) 情報伝達

患者の病院搬入後，短時間で輸血や止血術などを開始するためには，現場から医療機関への情報発信が重要である。現場離陸後の無線による情報発信では遅く，より前倒しした情報発信が必要である。REMOTESによりリアルタイムの情報発信が可能となっている（p.143参照）。電波状況などによっては正確な伝達が困難な場合もあるが，現場から電話でホットラインを鳴らし，必要な準備などを指示することもできる。

3. ヘリ機内活動

患者の経時的評価はモニターのみに頼らず，ABCDを繰り返し評価する。医師による頸動脈の触知，看護師による橈骨動脈や大腿動脈の触知によって循環動態を常に評価する。

地上で行った気管挿管，胸腔ドレナージ，静脈路確保などの処置が正しく機能しているかを絶えずモニタリングする。帰還中のヘリから病院への無線連絡は必要最小限とする。院内で必要な処置をあらかじめ指示しておくことが重要である。

なお，重症ショックの場合には，低体温予防の観点から夏季であっても原則的にエアコンは使用しない。

以上，重症体幹部外傷に対する活動を示した。もっとも留意すべきことは心停止の回避である。どのような手技であれ，そのための医療介入を躊躇してはならない。

重症頭部外傷

重症頭部外傷診療の最大の目標は，二次性脳損傷を回避することである。そのための気道・呼吸・循環管理と早期搬送が活動の要となる。

1. 気道管理

鼻出血，口腔内出血，吐物や舌根沈下による気道緊急は，気管挿管の絶対的適応である。また，顔面外傷を伴う場合にマスクによる気道確保や，換気が困難な場合にも気管挿管の適応となる。意識レベル低下による低換気や，補助換気を行っても酸素化が不十分な場合，搬送に時間がかかる場合にも気管挿管を行う。

鎮静は，異常高血圧でなければ深鎮静にはせず，筋弛緩薬も挿管後に使用する。しかし，意識障害による開口困難の場合には気管挿管前の筋弛緩薬の使用もやむを得ない。その際，挿管困難に備えて外科的気道確保（輪状甲状靱帯切開）の準備を行っておく。不用意な喉頭展開や気管挿管は頭蓋内圧（intracranial pressure；ICP）亢進を誘発することもあるため，気管挿管の適応を見極めることが肝要である。

2. 呼吸管理

気管挿管を行った場合，ICP亢進が疑われるときには，頭蓋内圧管理のために呼気終末二酸化炭素分圧（EtCO$_2$）を30～35mmHgにコントロールするために過換気気味に管理する。過剰なPEEPは胸腔内圧を上昇させ，頭部からの静脈還流が減少してICPが亢進することがあるため注意する。

3. 循環管理

　頭部外傷を伴う場合には，脳血流を保つための管理が必要である．平均動脈圧 90mmHg を保つように，収縮期血圧を 120mmHg 以上に維持する．低血圧が ICP 亢進による血圧上昇で代償されることがあるため，他の外傷によるショックを見逃す可能性があり注意が必要である．また，凝固障害が増長されるため過剰な晶質液の投与は控え，急速輸液を行わずに輸液速度は 100ml/hr 程度で維持する．

　頭部単独外傷では，鼻出血や頭皮からの出血で出血性ショックを呈することがあるが，頭部は全身固定のために観察困難であり，後頭部からの出血などは見逃されやすい．病院前の一次止血も重要な循環管理であることを認識しておく．

4. 病院選定

　頭部外傷が疑われる場合には，搬送先病院の脳神経外科や手術室の対応を確認し，その結果により搬送先を選定する．時間的な余裕がない場合には，時間の浪費を避けて，基地病院に戻る．

頸髄損傷

　頸髄損傷例では，頸椎固定を含めた脊柱運動制限が行われている状態で診療することとなる．頸椎二次損傷を予防するために，病院前では頸椎固定を継続しなければならない．

1. 初期診療

　頸椎の固定が確実に行えているかを確認する．痛みで正中位に固定できない場合は，患者が痛みを訴えない位置で固定を行う．

　神経原性ショックでは，頸髄損傷の急性期に交感神経遮断による副交感神経優位状態となり，末梢血管の弛緩により血圧低下をきたす．また，C4 より高位の完全損傷であれば横隔神経麻痺により無呼吸を，不全損傷やそれ以下の損傷であっても呼吸筋麻痺による腹式呼吸を呈し，換気量は低下する．すなわち，B・C の異常が存在し得る．すべての重症外傷患者には頸椎・頸髄損傷が存在するものとみなし，人工呼吸による呼吸補助が必要と判断した場合には，頸椎を保持した状態でビデオ喉頭鏡により愛護的に気管挿管を実施する（図 59）．

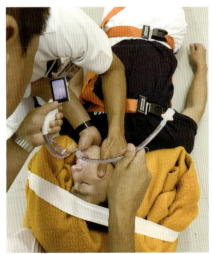
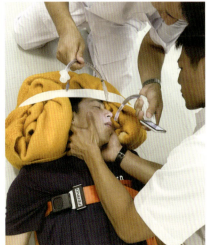

図59　頸椎を保持した状態での気管挿管

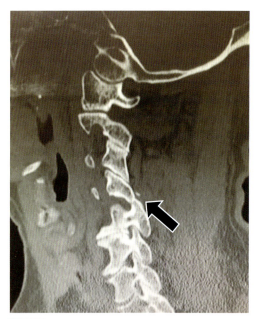
図60 facet interlocking

また，神経原性ショックと考えられる症例でも，それ以外の原因（出血性ショックと閉塞性ショック）の除外を優先する。神経原性ショックに対しては細胞外液補充液の急速輸液を行い，血圧の維持が困難な場合は血管作動薬を使用する。高度の徐脈に対しては，アトロピンの投与も考慮してよい。

2. 診 断

意識がある患者では，運動麻痺と知覚障害の有無を確認する。意識障害がある患者では痛み刺激にて評価を行う。加えて，呼吸様式（腹式呼吸の有無）を確認する。

頸椎が正中位で固定できない，または強い抵抗がある場合には，骨折や脱臼を疑う。鼻の位置が正中よりずれて回旋している場合は片側の facet interlocking（図60）のサインである可能性もある。また，持続勃起も頸髄損傷に認められる所見である。

3. 神経学的評価

病院前では大まかに障害高位を把握し，障害強度については Frankel 分類（表14）などを用いた簡易的な評価にとどめ，詳細は病院到着後に行う（表15）。

4. 高齢者に多い軽微な外傷による頸髄損傷

高齢者では経年変化による頸椎症や後縦靱帯骨化症（ossification of posterior longitudinal ligament；OPLL）の割合が高く，もともと脊柱管狭窄を有することが多い。さらに，高齢者では咄嗟の瞬間的な反応が遅れるため，転倒など軽微な外力でも手が出ずに頭部を強打し，頸椎を過伸展などして骨傷なく頸髄損傷に至るケースが多く，注意が必要である。

1 外傷症例

表14 Frankel 分類

分類	麻痺の程度
A	運動・知覚完全麻痺
B	運動は完全麻痺，知覚はある程度残存
C	筋力は若干残っているが，実際には運動できない
D	筋力があり，補助具なしでも歩行が可能
E	筋力があり，知覚障害もない

表15 脊髄損傷レベルと運動機能

脊髄損傷レベル	主な動作筋	運動機能
C1〜C3	胸鎖乳突筋	頭部の前屈・回転
C4	横隔膜 僧帽筋	呼吸 肩甲骨挙上
C5	三角巾 上腕二頭筋	肩関節屈曲・外転・伸展 肘関節屈曲・回外
C6	大胸筋 橈側手根伸筋	肩関節内転 手関節背屈
C7	上腕三頭筋 橈側手根屈筋	肘関節伸展 手関節掌屈
C8〜Th1	指の屈筋群 手内筋	指の屈曲 手の巧緻運動

穿通性外傷

全身管理は体幹部外傷に準ずる。穿通性外傷に特異的な活動を以下に示す。

1．成傷器の取り扱い

救急隊により成傷器が体幹に固定されている場合には，そのままの状態で搬送する。成傷器が抜けている場合には，成傷器を持ち帰ることが望ましい（損傷部位の推測に有用）。

2．創部の観察

胸部刺創の場合は，必ずエコーで心タンポナーデを否定することが重要である。

腹部刺創において腹部臓器の脱出がある場合には，生理食塩液で湿らせたガーゼで保護して乾燥を予防する。必ずしも現場で深達度を確認する必要はない。また，横隔膜を経由した胸部・腹部両部位の損傷が起こり得るため，胸部刺創の場合は腹腔内出血の有無，腹部刺創の場合は血気胸，緊張性気胸の有無の評価を行う。

▶Ⅲ章　症例別対応◀

外傷CPA

　救急隊接触時心静止例の救命はきわめて困難であるが，基本的には積極的に蘇生努力を行う。とくに，救急隊接触時に生命徴候があって医師接触前の心停止であれば，最大限の蘇生努力を行う。多数傷病者の場合には，他の傷病者の対応を優先させ，蘇生術は行わない判断を要する。

　胸部，腹部，骨盤を触診し，いずれかの外傷に起因するCPAを疑う場合には，pRT・直接心マッサージ，胸部下行大動脈遮断を行う。医師2名で対応する場合には，気道確保と同時並行でpRTを行う。医師1名の場合には気道確保を先行する。開胸を先行させると，直接心マッサージを行う者がいなくなるため注意が必要である。

▶Ⅲ章 症例別対応◀

2 その他の外因性症例

熱傷

1. 背景

熱傷は受傷後1時間の評価・処置内容により，熱傷深度の進行とその後の臓器障害の重症度が大きく左右される。現場で接触する場合には，受傷直後であることが多いため，その病態を最小限にとどめ，生理学的安定化を図り，適切な医療機関へと搬送することが目標となる。

診察上の注意点として，以下があげられる。

- 気道閉塞の徴候を見落とさない。
- 熱傷のほかに，隠れた外傷・中毒を見逃さない。
- 低体温を予防する。

2. 診療手順

(1) 鼻毛の焦げ，口腔の煤など，気道熱傷を疑う所見があれば救命救急センターへ搬送する。起坐呼吸・努力呼吸を認める場合は，SpO_2の値にかかわらず気管挿管を考慮する。

(2) 高流量酸素投与を行う。頸部・体幹部の全周性熱傷では，創部の腫脹・拘縮に伴う遅発性の呼吸障害に注意する。ガス中毒（一酸化炭素，シアン）では，SpO_2の値は組織酸素化を反映しないため，患者本人の呼吸窮迫所見と意識状態の変化で評価する。

(3) 熱傷面積が30％以上であれば，末梢静脈路2本確保を考慮する。静脈路の確保が困難な場合には骨髄針の留置を躊躇しない。半周～全周性熱傷を有する場合は，末梢静脈路の確保位置に注意する。ショックがない場合には，以下の指標に従って輸液を行う。

病院前輸液速度の目安：5歳以下→125 ml/hr，小学生→250 ml/hr，中学生以上→500 ml/hr。

(4) 熱傷単独では意識障害を示さない。中毒（一酸化炭素，シアン，大量服薬），外傷，ショック，低酸素血症，基礎疾患による意識障害などの可能性を考慮する。

(5) 低体温を予防する。救急隊が清潔なラップで保温している場合には，観察後に再び被覆保温し，搬送中の空調にも配慮する。汚染された衣服の脱衣は現場で終了していることが望ましい。現場で詳細な熱傷重症度評価を行う必要はない。"Ⅰ度熱傷"と"Ⅱ，Ⅲ度熱傷"を概算する。併存する外傷の可能性も考慮して診察を行う。

熱中症

1. 背景

熱中症とは，暑熱環境における身体適応の障害によって起こる状態の総称である。暑熱環境に居る，あるいは居た後の体調不良はすべて熱中症の可能性がある。梅雨明け前後の連続した晴天が発生のピークであり，暑熱順化が十分でなければそれほど高温の環境でなくとも発症する。

表16 日本救急医学会熱中症分類

		症状	対応
Ⅰ度		めまい，立ちくらみ，生あくび，大量発汗，筋肉痛，こむら返り，意識障害なし	現場で対処可能
Ⅱ度		頭痛，嘔吐，倦怠感，虚脱感，集中力・判断力低下（JCS≦1）	医療機関受診
Ⅲ度		中枢神経症状（意識障害 JCS≧2，小脳症状，痙攣発作），肝腎機能障害，血液凝固異常	入院加療±集中治療

〔文献1）より作成〕

診察上の注意点として，以下があげられる．
- 体表温にだまされない．深部温と体表温に差がみられることがある．
- 急性疾患を除外する．また，隠れた外傷やその他の内因性疾患を見逃さない．
- 熱中症と診断した場合には積極的な冷却を開始する．

2．分　類

熱中症の重症度分類としては，日本救急医学会熱中症分類（表16）[1]があるが，ここでの症状はすべて一致するわけではなく，熱中症の重症度は時間とともに変化することに留意する．

3．診療手順

（1）ABCの安定化を図る．

（2）体温が急激に上昇している場合，末梢循環不全がある場合には，体表温と深部温に差が生じる．深部温＞口腔温＞腋窩温であることに注意が必要である．腋窩温で高体温となっていなくとも，深部温は高い場合がある．

（3）現場での診断は困難なことがあり，安易に熱中症と決めつけないことが必要である．脳血管障害や敗血症，心不全などの心疾患，薬物誘発性の高体温などの場合もあるほか，外傷や内因性疾患が併存していることもある．

（4）高体温の時間が長いと後遺症を残す可能性が高まるため，積極的に冷却する．熱中症と診断した場合には，冷却処置を開始する．現場での具体的な冷却方法としては，脱衣，水（常温）の噴霧［生食ボトル（常温）に穴を開けてシャワー状に噴霧してもよい］，救急車内やヘリ内の室温低下（エアコン），頸部・鼠径部・腋窩の冷却，冷却輸液（ドクターヘリ内で輸液冷却が可能）がある．

偶発性低体温症

1．背　景

偶発性低体温症とは，深部温が35℃以下になった状態をいう．野外や水中の寒冷曝露で発生するが，二次性（脳卒中，外傷，低血糖，アルコール，薬物中毒など）のものも多い．二次性の場合は外気温が低くなくても発生する．

診療上の注意点として，以下があげられる．
- 侵襲的処置により心室細動を誘発しない．
- 低体温となった背景（外傷，内因性疾患）を見逃さない．

表17 Swiss staging system

Stage	徴候	体温	治療
HT I	意識あり，shivering あり	35〜32℃	外加温
HT II	意識低下，shivering なし	32〜28℃	モニタリング，慎重な移動，侵襲的内加温法
HT III	昏睡，shivering なし，バイタルサインあり	28〜24℃	上記＋気道確保±ECMO
HT IV	バイタルサインなし	24℃以下	上記＋CPR

2．分類

偶発性低体温症の重症度分類として，Swiss staging system（表17）がある。

体温が32℃以下になると体温調節機序が障害され，心停止のリスクが上昇する。28℃以下では著しくリスクが高い。ただし，低体温自体には重要臓器保護作用があり，脳の酸素需要も低下するため，長時間の心肺停止例でも後遺障害なく社会復帰できる可能性がある。

3．診療手順

まずABCの安定化を図る。湿った衣類は脱がせ，熱喪失をできるかぎり防ぐ。加温の方法としては，外加温（電気毛布，エアコン），内加温（加温輸液38〜42℃）がある。

1）非心停止時

45〜60分以上持続した低体温では，寒冷利尿（低体温誘発性血管収縮＋ADH分泌の減少）のため大量輸液が必要になることがある。

循環不安定（収縮期血圧＜90mmHg，心室性不整脈），HT III/IVの低体温はECMO導入が可能な施設へ搬送する。また，30℃以下の低体温ではVF/VTを誘発するリスクがあるため，刺激を極力避ける。ただし，気管挿管は不整脈を誘発するリスクが低い。

2）心停止時

体温30℃以下の場合は除細動や薬剤投与に反応しない可能性が高く，代謝障害により薬物血中濃度が中毒域に達することがある。現場では，除細動と薬剤投与を3回までにとどめる。32℃まで加温した時点で心静止の場合，蘇生の可能性はきわめて低く，中止を考慮する。

溺　水

1．背　景

液体への浸漬（全身が水面下にある），または浸水（身体の一部が水面上に出ている）によって呼吸障害を生じた状態をいう。呼吸障害がないものは定義上，「溺水」とはみなさない。

診療上の注意点として，以下があげられる。
- 確実な気道確保および低酸素血症に対する迅速な処置を行う。
- 低体温を伴っていることが多く，保温・加温を忘れない。

2．分　類

溺水の重症度分類として，Szpilmanらの分類法（表18）[2]がある。

▶ Ⅲ章　症例別対応 ◀

表18 Szpilman らの分類法

Grade	胸部聴診所見	血圧	致死率（％）
1	正常，咳嗽あり	正常	0
2	部分的に雑音あり	正常	0.6
3	全肺野で雑音あり（肺水腫）	正常	5.2
4	全肺野で雑音あり（肺水腫）	低血圧	19.4
5	無呼吸	低血圧	44
6	無呼吸	心肺停止	93

〔文献 2) より作成〕

3．診療手順

まず ABC を安定化させる。脱衣を行い，熱喪失を防止する。なお，大量の水を誤嚥しないかぎり，淡水と海水を区別する意義はない。

1) 非心停止時

重症度 Grade 3 以上の場合は，気管挿管＋陽圧換気を考慮する。挿管後の気管内吸引は酸素化を中断するリスクがあるため最小限にする。胸郭の十分な挙上と SpO$_2$ 92〜96％を目標に換気を行う。

頸椎損傷合併は 0.5％であり，ルーチンの頸椎保護は不要である。ただし，病歴や所見から頭頸部外傷が疑われる場合は積極的に頸椎保護を行う。低体温があれば，復温（加温輸液，エアコン，電気毛布）を行う。

2) 心停止時

心停止の原因はほとんどが低酸素血症によるものである。捜索や救助に時間がかかり水没時間が25 分以上になると，ほぼ全例で患者の転帰は死亡または神経学的予後不良となるため，蘇生中止を考慮する。

アナフィラキシー

1．背　景

アレルゲンなどの侵入により，複数臓器に全身性にアレルギー症状が惹起され，生命に危機を与え得る過敏反応をいう。それに血圧低下や意識障害を伴う場合をアナフィラキシーショックとする。

2．診断基準

以下の 3 項目のうち，いずれかに該当した場合にアナフィラキシーの診断とする[3]。

①皮膚症状または粘膜症状があり，かつ呼吸器症状または循環器症状を認める場合。

②一般的にアレルゲンとなり得るものへの曝露の後，急速（数分〜数時間以内）に皮膚粘膜症状，呼吸器症状，循環器症状，消化器症状のうち，2 つ以上を伴う場合。

③アレルゲンへの曝露後に急速（数分〜数時間以内）な血圧低下を認める場合。

3．診療手順

病院前では症状発現から間もなく患者と接触することも多いため，上記診断のすべてを満たさな

い場合が多い。既往歴，アレルゲン物質への曝露，危険因子・増悪因子の有無，症状の経過を確認し，アドレナリン投与のタイミングを誤らないことが重要である。また，アナフィラキシー以外の疾患（喘息，敗血症など）を考慮し，診断する必要がある。

アナフィラキシーと判断した場合には，アドレナリン注 0.1% 0.3ml を大腿外側に筋注する。症状に応じて 5~15 分後に再投与する。もっとも留意すべきは，気道閉塞症状の有無である。アドレナリン投与によっても症状改善が乏しい場合，搬送に時間を要する場合などは，必要に応じて気道確保を行う。症例によっては外科的気道確保も考慮する。

中　毒

1. 背　景
ある種の物質（飲食物や薬物など）の毒性により生体の組織機能が障害されることをいう。
診療上の注意点として，以下があげられる。
- 二次災害を防止する（救助者の中毒を予防する）。
- 合併症を見逃さない。
- 起因物質の特定と物証の入手が重要である。

2. 診療手順
事前に急性中毒の情報がある場合，患者接触前に可能なかぎり感染および中毒防護を行う。中毒物質が揮発性物質の場合や，汚染が著しく除染（脱衣，洗浄，被覆）が困難な場合には，ドクターヘリでの搬送は行わない。

ABCDE の評価・管理を行う。合併症としては，嘔吐による誤嚥性肺炎，長期臥床による脱水症，低体温や圧挫症候群を伴うことがある。

治療のためにも，中毒物質の特定は重要である。摂取・曝露物とその量，摂取・曝露時刻，摂取・曝露方法などを病歴と併せて確認し，可能であれば摂取・曝露物を搬送先医療機関へ持参する。工業溶液などの場合には当該企業に情報提供を指示する（後刻 FAX してもらうこともできる）。出動中には情報が少ない場合も多いため，CS や待機医師も情報収集・検索を行って支援する。

【文献】
1) 日本救急医学会熱中症に関する委員会：熱中症診療ガイドライン 2015，2015.
　http://www.jaam.jp/html/info/2015/info-20150413.htm (accessed 2018-9-25)
2) Szpilman D : Near-drowning and drowning classification : A proposal to stratify mortality based on the analysis of 1,831 cases. Chest 112 : 660-5, 1997.
3) 日本アレルギー学会：アナフィラキシーガイドライン，2014.
　https://anaphylaxis-guideline.jp/download/ (accessed 2018-9-25)

▶Ⅲ章　症例別対応◀

3a 内因性症例 ─脳血管障害

概　要

　脳血管障害は脳を栄養している血管（主に動脈）の異常により，さまざまな神経障害をあらわす病態の総称である。虚血性脳血管障害はほとんどが脳梗塞で（約75％），出血性脳血管障害は高血圧性脳出血とくも膜下出血に分類される。脳血管障害のうち，急激な発症様式をとるものを脳卒中（stroke）と称する。当然のことながら病院前で遭遇する脳血管障害の多くは脳卒中である。

　脳血管障害例は，治療開始までの時間が患者の予後に大きく影響するため，迅速な血管内治療や脳神経外科手術が可能な施設への搬送が原則である。

脳血管障害における病院前救急診療

　脳血管障害は救急現場で遭遇する頻度の高い疾患である。発症から治療開始までの時間に制限があることが多く，より迅速な活動（診察から病院搬送まで）が要求される。

　頭部CTや頭部MRIなどの画像診断が施行できない病院前の環境では，どれほど詳細に病歴聴取や神経学的診察を施行したとしても厳密な鑑別診断は不可能である。そのため場合によっては，詳細な病歴聴取や身体診察は省略し，必要最低限の治療を行った後に根本治療の施行が可能な施設への搬送を優先する。

　神経学的症状が出現する中枢神経以外の疾患として，低血糖発作はピットフォールになりやすく，鑑別診断として簡易血糖測定器を用いて血糖値の測定を行う。

1．バイタルサイン

　病院前における救急診療においてもっとも重要な任務は，バイタルサイン，すなわちABCの評価および安定化である。脳血管障害では，意識障害による舌根沈下や嘔吐物が原因での気道閉塞（Aの異常）と頭蓋内圧亢進などによる高血圧（Cの異常）が問題となる場合が多い。

　重篤な気道閉塞に対しては気管挿管，異常な高血圧に対しては降圧薬（カルシウム拮抗薬など）の投与を必要とすることがあるが，前述した通り優先すべきは病院搬送であるため，患者の状態と搬送時間などを考慮して治療方針（搬送に要する時間が短い場合には，用手的気道確保と補助換気のみで搬送するなど）を決定する。

2．病　歴

　脳血管障害の病態評価，および病院前での活動方針を決定するうえで，病歴聴取はきわめて重要である。特徴的な病歴（突然発症の激烈な頭痛など）を聴取することで鑑別診断が容易になることもある。

　患者本人への問診で，質問に対する受け答えや発語内容から意識状態，構音障害の有無，失語な

表19 シンシナティ病院前脳卒中スケール (CPSS)

顔のゆがみ：歯を見せるように，または笑ってもらう
正常：顔面が左右対称
異常：片側の顔面が他側のように動かない
上肢挙上：閉眼させ，10秒間上肢を挙上させる
正常：両側とも同様に挙上，またはまったく挙がらない
異常：一側の上肢が挙がらない，または他側と比較して挙がらない
構音障害：話をさせる
正常：滞りなく正確に話せる
異常：不明瞭な言葉，間違った言葉，またはまったく話せない
評価：3つの徴候のうち1つでもみられれば，脳卒中の可能性が72%

どを評価する。意識障害患者で本人からの病歴聴取が困難な場合には，家族や関係者から聴取することが望ましいが，現場においては主に救急隊からの聴取となる場合がほとんどであり，その場合の情報量には限りがあることを認識しておく。

3. 神経学的診察

脳血管障害の代表的な症状としては，意識障害，瞳孔異常，筋力低下，構音障害，失語，知覚異常，半側空間無視などがあげられる。病院前では，これらの主要症状のうち意識（JCSやGCS），瞳孔（瞳孔不同や対光反射など），運動（片麻痺），言語（構音障害）の4項目に焦点を絞った神経学的診察を短時間で行う。CPSS（シンシナティ病院前脳卒中スケール：表19）に従い，"Face（顔面麻痺）"，"Arm（片麻痺）"，"Speech（構音障害）"のいずれかを認めた場合には脳血管障害を疑う。

虚血性脳血管障害

梗塞を免れているペナンブラの血流を維持するため，ある程度の高血圧は経過観察すべきであるが，極端な高血圧が持続する症例（収縮期血圧＞220mmHg，または拡張期血圧＞120mmHg）では，病院前からカルシウム拮抗薬での降圧療法（例：ニカルジピン1～2ml適宜静注）を行う。病院到着後に血栓溶解療法を施行することが予想される症例では，収縮期血圧＞185mmHgまたは拡張期血圧＞110mmHgの場合に降圧療法を開始することが推奨される。いずれの場合においても，極端な血圧低下で脳血流低下を引き起こすことがないよう注意する。

発症時間が明確で神経症状がある症例では，血栓溶解療法や血管内治療が施行できる施設への迅速な搬送を最優先する。血栓溶解（rt-PA）療法は発症から4.5時間以内，血管内治療は発症から8時間以内が条件である。

出血性脳血管障害

出血性脳血管障害を疑う症例では，血腫拡大や再出血を予防するため病院前から積極的な降圧療法（例：ニカルジピン1～2ml適宜静注）を行う。収縮期血圧＜140mmHg（くも膜下出血を疑う症例では収縮期血圧＜160mmHg）を目標とするが，不用意な降圧は，頭蓋内圧が亢進している場

▶Ⅲ章　症例別対応◀

合に脳灌流圧低下による脳虚血をきたすおそれがあるため注意が必要である。

　意識障害が高度で舌根沈下している場合や，呼吸異常（失調性呼吸など）を認める場合には，用手的気道確保，補助換気を行う。それでも改善しなければ気管挿管を施行するが，その際には血圧の急上昇を起こさないよう十分な鎮痛（例：塩酸モルヒネ10mg＋生理食塩液9mlを2～5mlずつ静注）・鎮静（例：ミダゾラム10mg＋生理食塩液8mlを1～5mlずつ静注）のもとで行う。

　強い嘔気の訴え，あるいは頻回の嘔吐がみられる場合には，制吐剤（例：メトクロプラミド2ml適宜静注）を使用する。

　重篤な出血性脳血管障害の症例では痙攣発作を生じる可能性があり，発作が重積する場合には呼吸抑制に注意しつつ抗痙攣薬（例：セルシン®1mlずつ適宜静注）の投与を行う。

　くも膜下出血が強く疑われる症例では，再破裂を起こさないよう診療および搬送中の刺激を最小限に抑えるように留意する（痛み刺激を繰り返さない，患者移動時の体動刺激を極力少なくするなど）。

　出血性脳血管障害の症例は，状態によって緊急開頭術や血管内治療（コイル塞栓術）が必要となる場合があるため，脳出血やくも膜下出血を疑う場合には脳神経外科対応可能な施設への搬送を原則とする。

▶ Ⅲ章 症例別対応 ◀

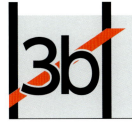

内因性症例 ―心大血管疾患

概　要

　心大血管疾患のうち病院前での遭遇率が高いものは，急性冠症候群，急性心不全，急性大動脈解離，大動脈瘤破裂，急性肺血栓塞栓症である。
　いずれも致死率の高い重篤な病態であることが特徴で，胸痛や背部痛，動悸，呼吸困難を主訴に出動要請される場合が多い。

心大血管疾患の病院前救急診療

　心大血管疾患は比較的急性に発症し，病態の進行が早いことが特徴である。そのため，救急現場で患者接触時にショック状態，あるいは心肺停止状態に陥っていることもしばしば経験される。脳血管障害と同様，検査手段の限られた現場で心大血管疾患の詳細な鑑別診断を行うことは困難であり，根本治療の開始は病院到着後に限られるため，心大血管疾患を疑った場合には一刻も早く対応可能施設へ搬送を行うことが肝要である。

1. バイタルサイン
　心大血管疾患では，肺水腫あるいは肺動脈血流の低下に伴う低酸素血症（Bの異常）や，心機能低下や循環血漿量減少に伴う低血圧，逆に後負荷増大に伴う高血圧（Cの異常）が問題となることが多い。これらの異常は即座に致死的となり得るため，バイタルサインの安定化が病院前における初期対応の最優先事項となる。

2. 病　歴
　突然発症した胸痛や背部痛，呼吸困難といった症状を訴えることが多い。一方で，心窩部痛や悪心・嘔吐，片麻痺や意識障害，倦怠感など，一見すると心大血管疾患とは関連性が低いと思われるようなさまざまな症状を呈する場合もある。重篤な病態が存在しているにもかかわらず現場での診療時には症状が消失している場合や，心大血管疾患を示唆する臨床所見に乏しいこともあり，注意を要する。
　状況が許すかぎり，動脈硬化因子を含む既往歴や喫煙歴，心大血管疾患の家族歴などを聴取することが望ましい。

3. 診察，所見
　顔面蒼白や皮膚湿潤，冷汗および橈骨動脈触知不良などで示唆されるショックの早期認知がもっとも重要である。聴診による呼吸音，心音の確認は鑑別診断に有用ではあるが，病院前では周囲の雑音などで正確な聴診を行うことは困難である。

▶Ⅲ章　症例別対応◀

また，心電図モニターやポータブル超音波検査も診断ツールとして有用である。しかしながら，簡易機器としての性能限界があること，詳細な検索を行ってもその後の活動方針を変更する可能性は低いことなどの理由から，短時間での検索，あるいは検査そのものの省略もやむを得ない。

急性冠症候群

　冠血流増加および後負荷改善を目的に硝酸薬（例：ミオコール®スプレー 適宜 2～3 push）を投与する場合があるが，心原性ショック（収縮期血圧≦90 mmHg，心拍数≦50/min もしくは≧100/min）や右室梗塞をきたしている症例には投与禁忌であり，注意を要する。
　胸部症状が強い症例には鎮痛薬（例：塩酸モルヒネ10 mg＋生理食塩液9 ml を 2～5 ml ずつ静注）の投与を行う。ST 上昇型急性心筋梗塞におけるモルヒネ投与は単なる除痛にとどまらず，交感神経緊張を抑制することで致死性不整脈の発生を防ぎ，心筋酸素需要を低下させて心筋虚血を改善するとともに，血管拡張作用により肺うっ血を軽減する。
　ただし，不安定狭心症や非 ST 上昇型急性心筋梗塞においては，モルヒネ投与と死亡率上昇の関連が指摘されており，適応は慎重に判断しなければならない。モルヒネの副作用として血圧低下や呼吸抑制がみられる場合があり，原則として少量反復投与を心がける。とくに心原性ショック患者に使用すると高度な循環虚脱を引き起こし，最悪の場合には心停止につながる可能性があることを肝に銘じる。
　ルーチンでの酸素投与は推奨されておらず，心原性ショックあるいは SpO_2<94％（室内気）の症例では酸素投与を開始する。また，病院前でのアスピリン投与は有効性が確立されておらず，また大動脈解離の完全な除外も困難であることから推奨されない。
　急性冠症候群例では，早期の血行再建が予後を規定する。そのため迅速な経皮的冠動脈インターベンションや冠動脈バイパス術施行が可能な施設への搬送を原則とする。病院到着後，即座に治療開始となる場合を想定し，必要に応じて事前に患者や家族より処置に対する同意を取得することを考慮する。

急性心不全

　呼吸困難感および組織低灌流の改善のため，SpO_2>94％を目標として酸素投与を行う。鼻カニューレやフェイスマスクなどを用いた酸素投与でも酸素化や呼吸困難感が改善しない場合には，ジャクソン・リースを用いた陽圧補助換気を実施する。補助換気でも呼吸状態，末梢循環不全の改善がみられない場合や意識レベル低下時には，気管挿管を考慮する。
　高血圧性心不全（クリニカルシナリオ分類 1）の場合には，後負荷軽減目的に血管拡張薬である硝酸薬（例：ミオコール®スプレー 適宜 2～3 push）を使用する。その際，血圧下降に伴う主要臓器血流の低下をきたさないように注意する。
　急性心不全患者への塩酸モルヒネのルーチン使用は推奨されないが，心原性肺水腫による呼吸困難感が強く，酸素投与でも状態が改善しない場合には交感神経緊張の緩和や血管拡張作用を期待して投与を行う場合がある。ただし，心原性ショックに陥っている患者への投与は高度な循環虚脱を引き起こし，最悪の場合には心停止に至ることもあるため禁忌である。
　心原性ショックの患者に対してはまず輸液負荷を行うが，不応性のことも多く，その場合には強

心薬（例：プレドパ® 3〜10ml/hrで持続静注）の投与を行うことで心停止を回避する。

病院前で遭遇する急性心不全の患者は，病院到着後に非侵襲的陽圧換気（NPPV）や人工呼吸管理が必要となったり，薬物治療抵抗性の心原性ショックに対して機械的循環補助装置（IABPやECMO）の導入を考慮しなければならないような症例が多いため，循環器科対応の可能な救命救急センター（もしくはそれに準ずる施設）への迅速な搬送を原則とする。

急性大動脈解離

大動脈解離に対する病院前での治療で重要なのは，降圧および鎮痛である。収縮期血圧の目標を100〜120mmHgとして適宜降圧薬（例：ニカルジピン1〜2ml静注）の投与を行う。一方で低血圧に対しては，意識状態が保たれている限りにおいては解離の進行を助長させないよう，安易な昇圧薬の使用は避けるべきである。

持続する疼痛に対しては，積極的に鎮痛薬（例：塩酸モルヒネ10mg＋生理食塩液9mlを2〜5mlずつ静注）を使用する。交感神経緊張を抑制することで降圧にも寄与する。

心タンポナーデ合併例では心嚢穿刺を行い，心停止を回避することが重要である。

病院到着後の治療内容を考慮して，迅速な循環器内科および心臓血管外科対応可能な施設への搬送を原則とする。ただしその際，前述した通り大動脈解離の症状はさまざまであり，他疾患との厳密な鑑別診断は現場では困難であるため，専門医療機関への直接搬送については慎重に判断しなければならない。

大動脈瘤破裂

大動脈瘤に対する病院前の治療で重要なのは，いうまでもなく血圧管理である。大動脈瘤破裂の患者は出血性ショックを呈している場合が多く，輸液負荷を行うが，その際に出血を助長させないように目標血圧を収縮期血圧90mmHg程度とする。目撃のある心停止，あるいは心停止が切迫している状態では蘇生的開胸術を考慮するが，胸部大動脈瘤破裂の場合には大動脈遮断が困難なこともある。

激しい疼痛を訴えている場合には塩酸モルヒネによる鎮痛を行うこともあるが，循環動態が不安定になる可能性があり，安易な使用は控えなければならない。

病院到着後，緊急で手術あるいは大動脈ステント内挿術を施行することになるため，大動脈瘤破裂を疑った場合には心臓血管外科および放射線科による対応が可能な施設への迅速な搬送を心がける。

急性肺血栓塞栓症

低酸素血症の改善のためSpO_2＞94％を目標として酸素投与を行う。鼻カニューレやフェイスマスクなどを用いた酸素投与でも酸素化や呼吸困難感が改善しない場合には，ジャクソン・リースを用いた陽圧補助換気を実施する。補助換気でも呼吸状態，末梢循環不全の改善がみられない場合や意識レベル低下時には気管挿管を考慮する。補助換気や気管挿管を要するほどの低酸素血症をきたしている患者では循環動態も不安定であることが多く，陽圧換気による循環動態のさらなる悪化で

▶Ⅲ章　症例別対応◀

心停止に陥らせないよう注意しなければならない。

　肺血栓塞栓症による閉塞性ショックをきたしている患者に対しては，まず輸液負荷を行う。輸液負荷に不応性の場合には強心薬（例：プレドパ® 3〜10ml/hr で持続静注，もしくはアドレナリン 0.1〜0.3mg 適宜静注）の投与を行うことで心停止を回避する。

　病院前で遭遇するような重症例では，病院到着後の酸素療法や薬物療法でも呼吸・循環動態が安定化せず，体外循環装置（VA-ECMO）の導入や外科的血栓摘除術を考慮しなければならないような症例が多い。そのため，迅速な循環器科および心臓血管外科対応の可能な救命救急センター（もしくはそれに準ずる施設）への搬送を原則とする。

▶Ⅲ章　症例別対応◀

3C 内因性症例 ―気管支喘息

概　要

　気管支喘息の基本病態は閉塞性肺障害であり，発作時には喘鳴や呼気延長を認める（**表20**）[1]。
　会話可能な状態であれば既往歴，服薬歴を聴取することで診断が容易となる。発作が重篤化すると会話不能となり，チアノーゼ，さらには呼吸停止状態に至ることもある。喘鳴を聴取することができずに病院前では診断に苦慮する場合がある。
　鑑別疾患として重要なのは，急性心不全である。病歴や身体所見から迅速に診断を下すべきであるが，現場では厳密な鑑別診断はしばしば困難である。

治療，病院搬送

　治療の基本は適切な酸素投与である。SpO_2 は95％前後を目標とする。患者持参の常用吸入薬があれば，現場で使用してもよい。重症度を評価し，病歴を確認したうえで，常用吸入薬があれば現場で使用する。大発作もしくは中発作でも急激な症状の増悪を認める場合は，アドレナリン（例：ボスミン®筋注または皮下注）の投与を考慮する。高濃度酸素投与やアドレナリン投与でも改善が乏しい場合や，高度意識障害や呼吸停止を認める場合は気管挿管を行う。
　現場での治療が奏効し，状態が改善した場合でも発作が再燃する可能性があるため，搬送先病院の選定は慎重に行わなくてはならない。

表20 喘息症状・発作強度の分類（成人）

発作強度	呼吸困難	動作	SpO_2
喘鳴/胸苦しい	急ぐと苦しい 動くと苦しい	ほぼ普通	96％以上
軽度（小発作）	苦しいが横になれる	やや困難	
中等度（中発作）	苦しくて横になれない	かなり困難 かろうじて歩ける	91～95％
高度（大発作）	苦しくて動けない	歩行不能 会話困難	90％以下
重篤	呼吸減弱 チアノーゼ 呼吸停止	会話不能 体動不能 錯乱，意識障害，失禁	

〔文献1）より引用・改変〕

【文献】
1) 日本アレルギー学会喘息ガイドライン専門部会監：喘息予防・管理ガイドライン2018，協和企画，東京，2018.

▶Ⅲ章　症例別対応◀

3d 内因性症例―内因性心肺停止 (難治性心室細動)

概　要

　内因性心肺停止症例に対する医師の現場出動については，原則適応外としている．その理由は，①病院前における治療が，救急救命士が特定行為として行うことが可能なもの（静脈路確保，アドレナリン投与，気管挿管）以外になく，現場への医療スタッフ投入の利点が乏しいこと，②ドクターヘリ機内においては機体構造の制限上，有効な胸骨圧迫が困難であるばかりか，シートベルト非着用による医療スタッフの安全担保が不十分となること，などがあげられる．

　一方で難治性心室細動例については，薬剤投与を含む迅速な高度の医療介入により比較的良好な転帰が期待できるため，医師の現場出動の適応としてよい．

　なお，救急隊到着後に心肺停止が確認された場合は，例外的に医師の現場出動の適応となることがある．

治療，病院搬送

　病院前での治療は二次救命処置（ALS）のアルゴリズム（図61）[1]に準ずる．

　ドクターヘリ機内で胸骨圧迫を行う場合はシートベルトを外す必要があるため，機長と整備士に必ずインターカムで伝える．また，その際は放出防止ベルトを必ず着用する．

　気管挿管を含む高度な気道確保については，ジャクソン・リースによるバッグマスク換気が可能であれば必ずしも施行しなくてもよいが，バッグマスク換気困難時や搬送時間が長くなる場合は考慮する．

　ドクターヘリ機内での電気ショックは，パドルではなくパッドを用いて行う．また，機内に搭載している除細動器は二相性切断指数波形を用いており，初回150Jで電気ショックを行う．電気ショックが成功しない場合にはエネルギー量を漸増して施行する（最大200Jまで）．電気ショック施行時の注意点として，機器より放出される電磁波によってヘリ内の電子機器に誤作動が生じる可能性があるため，機長と整備士に必ずインターカムで伝えなければならない．

　来院後も心停止が継続している場合には，体外循環式心肺蘇生（extracorporeal cardiopulmonary resuscitation；ECPR）の実施が適応となる可能性（表21）[2]や，自己心拍再開後の体温管理療法を中心とした集中治療管理が必要となる可能性があるため，原則として救命救急センターへ搬送する．

3d 内因性症例—内因性心肺停止（難治性心室細動）

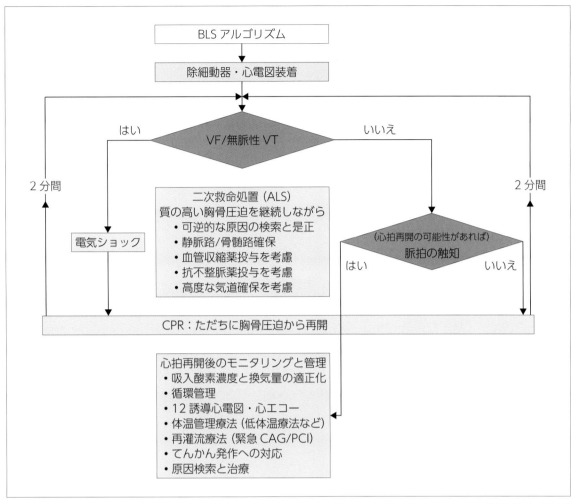

〔文献1）より引用〕

図61 心停止アルゴリズム

表21 ECPRの導入・除外基準

導入基準
1. 初回心電図が心室細動または無脈性心室頻拍
2. 病院到着時心停止（病院前自己心拍再開の有無は問わない）
3. 消防覚知あるいは心停止から病院到着まで45分以内
4. 病院到着後あるいは医師が患者に接触後，15分間心停止が持続している（1分以上の自己心拍再開がない）

除外基準
1. 年齢20歳未満または75歳以上
2. 発症前の日常生活動作（ADL）不良
3. 原疾患が非心原性
4. 深部温30℃未満
5. 代諾者の同意が得られない

〔文献2）より引用・改変〕

【文献】
1) 日本蘇生協議会監：JRC蘇生ガイドライン2015, 医学書院, 東京, 2016.
2) Sakamoto T, Morimura N, Nagao K, et al：Extracorporeal cardiopulmonary resuscitation versus conventional cardiopulmonary resuscitation in adults with out-of-hospital cardiac arrest：A prospective observational study. Resuscitation 85：762-8, 2014.

▶Ⅲ章　症例別対応◀

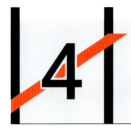

小児症例

小児診療上のポイント

1．成人との生理学的・解剖学的な違い

A：気道
　気道は狭く，分泌物によって容易に閉塞する。相対的に頭部が大きく，後頭部が凸状であるため，そのまま仰臥位にすると前屈位となり，気道の開通に不利である。脊柱運動制限が必要な場合には，背面にタオルを敷くとよい。啼泣させると分泌物が増えるため，不必要な刺激は控えたほうがよい。

B：呼吸
　肺の機能的残気量が少なく（肺が小さい），予備能が低いために，低酸素血症に陥りやすい。成人と比較して呼吸数が多い一方で，低換気に気づかれにくい。酸素投与を嫌がる場合には吹き流しとするか，保護者に説明して酸素投与を任せる。意識障害のある小児では，救急車・ヘリ内の$EtCO_2$モニターを活用して換気をモニタリングすることが推奨される。また，呼吸補助筋を使った呼吸パターン（鼻翼呼吸，陥没呼吸，シーソー呼吸）や喘鳴などの呼吸音が出現する場合は，呼吸が切迫しているサインであるため注意する。
　病院前心停止の大半が呼吸原性であり，小児救急診療では気道と呼吸の管理がとくに優先される。

C：循環
　小児症例におけるショックの認知は難しい。脈は速いため触れにくく，皮膚温は外気温に影響されやすく，血圧正常値が低い。年齢基準表（表22）と比較した頻脈・頻呼吸の有無は，ショックを客観的に評価するツールの一つとして有用である。主観的・客観的評価を組み合わせてショックを総合的に判断する点は成人と変わらない。
　ショックバイタルの際に末梢静脈路確保は困難であることが多く，状況に応じてEZ-IO®の使用や，静脈路確保なしの搬送も考慮する。少量の出血でもショックに至るため，外出血（とくに頭部）の止血を忘れない。

表22　小児のバイタルサイン正常範囲

呼吸数	0〜3カ月	3〜6カ月	6〜12カ月	1〜3歳	3〜6歳	6〜10歳
+2SD	80	80	61	40	32	26
+1SD	70	70	53	35	28	23
Normal	60	60	45	30	24	20
Normal	30	30	25	20	16	14
−1SD	20	20	17	15	12	11
−2SD	10	10	9	10	8	8

心拍数	0〜3カ月	3〜6カ月	6〜12カ月	1〜3歳	3〜6歳	6〜10歳
+2SD	230	204	180	164	140	120
+1SD	205	182	160	147	125	105
Normal	180	160	140	130	110	90
Normal	90	80	80	75	70	60
−1SD	65	58	60	58	55	45
−2SD	40	36	40	41	40	30

〔協力：国立成育医療研究センター〕

D：中枢神経

　乳幼児（とりわけ2歳以下）のGCSは成人と異なり評価が難しいため，「JCS〇桁」といった大まかな判断でよい。「周囲を見ているか」「保護者が離れると泣き出すか」「手足を触ると嫌がるか」などから，意識，見当識，麻痺の有無を速やかに判断する。後述する通り，年齢に応じて医療者への反応はさまざまであり，上手に対応することでストレスを増やすことなく，より正確な身体所見をとることに努める。

E：外表，体温

　小児では，外表面の所見が乏しくても重篤な臓器損傷を認めることがある。また，容易に低体温に陥るため保温に努める。

2．発達段階に応じた受傷機転とコミュニケーションの変遷

1）乳児期（1歳以下）

　行動は保護者に依存しており，受傷機転は保護者の不注意がほとんどであるが，虐待の鑑別は重要である。保護者の話だけでなく，救急隊から接触時の状況について詳しく聴取し，受傷機転と月齢（発達段階）を照らし合わせて，虐待や不適切な養育の可能性を評価する。

　生後5カ月（寝返り）と9カ月（つかまり立ち）を節目に活動性が大きく変化し，転落・転倒が増える。意思疎通は図れない。

2）幼児期（1～5歳）

　歩行の安定とともに，屋外での受傷が増える。保護者と分離されることを嫌がるが，簡単な意思疎通は図れるため，年齢相応の説明をすることでストレスの軽減を図ることができる。初期評価が安定しているならば，保護者を児の見える場所に待機させて診察することも考慮する。

3）学童期（6～12歳）

　活動性が広がり，自転車事故や乗用車との接触事故が増える。身体抑制への抵抗が強く，診察処置の説明要求が増える。簡潔かつ合理的な説明を行い，不確実な約束や嘘は避ける。

4）思春期（12歳～）

　成人と同様である。

3．家族対応

　はじめに保護者から患児の体重を聴取しておく。診療中は原則として車外に待機してもらうが，初期評価が安定していたら保護者を児の見える場所に入れ，全身観察を行いながら看護師に病歴や既往を聴取させてもよい。重症・心肺停止例で心肺蘇生や気管挿管，開胸処置を必要とする場合，状況に応じて搬送開始前に医師から「救命は難しい状況であるが，でき得るかぎりのことを行う」など，児の状況と処置について短い説明を行うことは，家族の受容や悲嘆からの回復に寄与する数少ない機会の一つである。

　救急車搬送で保護者が同乗する場合には，助手席を手配する。

小児患者の評価ツール

　小児の救急患者対応では，医療資器材のサイズ，薬剤の希釈や投薬量でしばしば戸惑うことがある。しかし，小児は年齢・身長・体重の相関性が比較的高いため，身長が測定できれば年齢と体重を推定することができ，医療資器材のサイズや薬剤の希釈や投薬量を決定することが可能である。

▶Ⅲ章　症例別対応◀

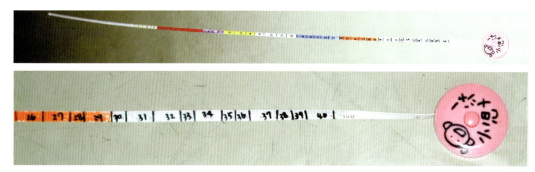

メジャーを色付けすることで，身長によるカテゴリー分けと推定体重が一目でわかる

図62 小児救急メジャー

表23 平均身長・平均体重によるカテゴリー分け

予想体重 (kg)	身長区分 (cm) 最低	身長区分 (cm) 最高	予想体重 (kg)	身長区分 (cm) 最低	身長区分 (cm) 最高
3（出生）	49	53	22（6歳）	118	120
4	53	57	23	120	123
5（3カ月）	57	60	24（7歳）	123	124
6（4カ月）	60	64	25	124	126
7	64	68	26	126	128
8	68	73	27（8歳）	128	130
9（1歳）	73	79	28（8歳）	130	131
10（1.5歳）	79	83	29	131	133
11（2歳）	83	87	30（9歳）	133	134
12（2歳）	87	91	31（9歳）	134	136
13	91	95	32	136	138
14（3歳）	95	98	33	138	139
15（4歳）	98	101	34（10歳）	139	141
16	101	105	35（10歳）	141	142
17	105	108	36	142	143
18（5歳）	108	111	37	143	145
19（5歳）	111	114	38（11歳）	145	146
20	114	116	39（11歳）	146	147
21（6歳）	116	118	40	147	149

1．小児救急メジャー，平均身長・平均体重によるカテゴリー分け

　保護者が現場にいない場合などには，現場で身長の測定を行うと同時に，小児救急メジャー（図62）および平均身長・平均体重によるカテゴリー分け（表23）を用いて年齢・体重を推定する。なお，身長の測定については，メジャーがなくとも自らの身体を用いて大まかな測定で代用することもできる。例えば，母指と示指を広げると約20cmである。

2. 小児救急シート

小児救急シートは，測定した身長によるカテゴリーの推定年齢・推定体重ごとに8色（8枚）に分けられており，それぞれに使用すべき医療資器材のサイズ，薬剤希釈法・投与量，電気的除細動・カルディオバージョンの電気エネルギー量が示されている。シートはラミネート加工され，ドクターヘリボックス内，小児バッグ内，救急外来に常備されている。

実際の小児救急シートを，p.116〜p.123に掲示する。

小児のドクターヘリ搭乗規則

3歳未満の幼児は，大人の膝上で搬送することが可能（搭乗人数としてカウントされない）である。このため最大数として，患者（担送）1名，患者（座位）1名＋3歳未満1名，医師＋3歳未満1名，看護師＋3歳未満1名の搬送が可能である。もちろん，通常と異なる搬送形態を行う場合にはその都度機長と相談を行う。

▶Ⅲ章　症例別対応◀

①／8　　　　　　　　小児救急シート　Ver. 3 (2016)

3〜5kg（出生〜3か月）49〜60cm

正常値　　BP 90/75、HR 90〜180、RR 30〜60

器具サイズ	挿管	喉頭鏡　0〜1 直	φ 3.0 mm	深さ　9〜10 cm
	外傷	胸腔チューブ　10 Fr	胃管　8 Fr	（尿バルン　5〜8 Fr)

	薬剤	投与推奨量（／kg）	薬剤原液の希釈	投与量（ml）
外傷	初期輸液	20 ml/kg ×2 回		60〜100 ml ×2 回
	維持輸液	4 ml/kg/hr [BW<10]		10〜20 ml/hr
	ケタラール [200mg/20ml/V]	1 mg/kg	原液	0.3〜0.5 ml　iv・io
痙攣	セルシン [10mg/2ml/A]	静注：0.3〜0.5 mg/kg　注腸：0.5 mg/0.1 ml/kg	原液	0.2〜0.5 ml　iv・io　0.3〜0.5 ml　注腸
	ドルミカム* [10mg/2ml/A]	0.1〜0.2 mg/kg　経鼻：0.2 mg/kg	1A+生食 8ml =[1mg/ 1ml]　原液	0.3〜1.0 ml　iv・io　0.1〜0.2 ml　経鼻
挿管	ドルミカム　＊同上段			
	エスラックス [50mg/5ml/V]	1 mg/kg	原液	0.3〜0.5 ml　iv・io
糖	20%ブドウ糖 [4g/20ml/V]	0.4 g/2 ml/kg	原液	6〜10 ml　iv・io
アナフィラキシー	エピネフリン注 0.1% [1mg/1ml/A]	0.01mg/kg	原液	0.05ml im
心肺蘇生	エピネフリン注 0.1% [1mg/1ml/A]	0.01 mg/kg	1A+生食 9ml =[0.1mg/ 1ml]	0.3〜0.5 ml　iv・io
	リドカイン静注用 2% [100mg/5ml/A]	1 mg/kg	原液 1ml+生食 19ml =[1mg/ 1ml]	3〜5 ml　iv・io

iv=静脈注射、im=筋肉注射、io=骨髄内投与

胸骨圧迫：呼吸＝15:2　　※1 歳未満にも AED 使用可能（小児パッド）

電気的除細動（非同期）　（4J/kg）：12〜20 J　※乳児パドル使用

カルディオバージョン（同期）初回（0.5〜1 J/kg）：2〜5 J　2回目以降（2 J/kg）：6〜10 J

胸骨圧迫：呼吸　未就学児は 15:2、小学生以上は 30:2
AED：未就学児は小児パッド、小学生以上は成人パッド
電気的除細動：1 歳（10kg）未満は乳児パドル、1 歳以上は成人パドル

4　小児症例

②／8　小児救急シート　Ver. 3（2016）

6〜9kg（4か月〜1歳）60〜79cm

正常値　BP 90/60、HR 80〜150、RR 25〜55

器具サイズ	挿管	喉頭鏡　1　直	φ 3.5 mm	深さ　10〜10.5 cm
	外傷	胸腔チューブ　10 Fr	胃管　8 Fr	（尿バルン　5〜8 Fr）

	薬剤	投与推奨量（／kg）	薬剤原液の希釈	投与量（ml）
外傷	初期輸液	20 ml/kg ×2 回		120〜180 ml×2回
	維持輸液	4 ml/kg/hr [BW<10]		20〜40 ml/hr
	ケタラール [200mg/20ml/V]	1 mg/kg	原液	0.6〜0.9 ml　iv・io
痙攣	セルシン [10mg/2ml/A]	静注：0.3〜0.5 mg/kg 注腸：0.5 mg/0.1 ml/kg	原液	0.4〜0.9 ml　iv・io 0.6〜0.9 ml 注腸
	ドルミカム* [10mg/2ml/A]	0.1〜0.2 mg/kg	1A+生食 8ml =[1mg/ 1ml]	0.6〜1.8 ml　iv・io
		経鼻：0.2mg/kg	原液	0.2〜0.4 ml 経鼻
挿管		ドルミカム　*同上段		
	エスラックス [50mg/5ml/V]	1 mg/kg	原液	0.6〜0.9 ml　iv・io
糖	20%ブドウ糖 [4g/20ml/V]	0.4 g/2 ml/kg	原液	12〜18 ml　iv・io
アナフィラキシー	エピネフリン注0.1% [1mg/1ml/A]	0.01mg/kg	原液	0.1ml im
心肺蘇生	エピネフリン注0.1% [1mg/1ml/A]	0.01 mg/kg	1A+生食 9ml =[0.1mg/ 1ml]	0.6〜1.0 ml　iv・io
	リドカイン静注用2% [100mg/5ml/A]	1 mg/kg	原液 1ml+生食 19ml =[1mg/ 1ml]	6〜10 ml　iv・io

iv=静脈注射、im=筋肉注射、io=骨髄内投与

胸骨圧迫：呼吸＝15:2　　※1歳未満にも AED 使用可能（小児パッド）

電気的除細動（非同期）　（4J/kg）：**24〜36** J　※乳児パドル使用

カルディオバージョン（同期）初回（0.5〜1 J/kg）：**3〜9** J　2回目以降（2 J/kg）：**12〜18** J

胸骨圧迫：呼吸　未就学児は 15:2、小学生以上は 30:2
AED：未就学児は小児パッド、小学生以上は成人パッド
電気的除細動：1歳（10kg）未満は乳児パドル、1歳以上は成人パドル

117

▶Ⅲ章　症例別対応◀

③／8　　　　　　　　小児救急シート　Ver. 3（2016）

10〜11kg（1歳半〜2歳）79〜87cm

正常値　BP 100/65、HR 75〜130、RR 20〜30

| 器具 | 挿管 | 喉頭鏡　1 直 | | φ 4.0 mm | 深さ　11〜12 cm |
| サイズ | 外傷 | 胸腔チューブ　10〜12 Fr | | 胃管　8 Fr | （尿バルン　8〜10 Fr） |

	薬剤	投与推奨量（／kg）	薬剤原液の希釈	投与量（ml）
外傷	初期輸液	20 ml/kg ×2回		200 ml ×2回
	維持輸液	4 ml/kg/hr　[BW<10]		40 ml/hr
	ケタラール [200mg/20ml/V]	1 mg/kg	原液	1 ml　iv・io
痙攣	セルシン [10mg/2ml/A]	静注：0.3〜0.5 mg/kg 注腸：0.5 mg/0.1 ml/kg	原液	0.6〜1 ml　iv・io 1 ml 注腸
	ドルミカム* [10mg/2ml/A]	0.1〜0.2 mg/kg	1A+生食 8ml =[1mg/ 1ml]	1〜2 ml　iv・io
		経鼻：0.2 mg /kg	原液	0.4 ml 経鼻
挿管	ドルミカム　＊同上段			
	エスラックス [50mg/5ml/V]	1 mg/kg	原液	1 ml　iv・io
糖	20%ブドウ糖 [4g/20ml/V]	0.4 g/2 ml/kg	原液	20 ml　iv・io
アナフィラキシー	エピネフリン注 0.1% [1mg/1ml/A]	0.01mg/kg	原液	0.1 ml im
心肺蘇生	エピネフリン注 0.1% [1mg/1ml/A]	0.01 mg/kg	1A+生食 9ml =[0.1mg/ 1ml]	1 ml　iv・io
	リドカイン静注用 2% [100mg/5ml/A]	1 mg/kg	原液 1ml+生食 19ml =[1mg/ 1ml]	10 ml　iv・io

iv=静脈注射、im=筋肉注射、io=骨髄内投与

胸骨圧迫：呼吸=15:2　　※AED（小児パッド）

電気的除細動（非同期）　（4J/kg）：**40** J　※成人パドル使用

カルディオバージョン（同期）初回（0.5〜1 J/kg）：**5〜10** J　2回目以降（2 J/kg）：**20** J

胸骨圧迫：呼吸　未就学児は 15:2、小学生以上は 30:2
AED：未就学児は小児パッド、小学生以上は成人パッド
電気的除細動：1 歳（10kg）未満は乳児パドル、1 歳以上は成人パドル

④/8　　　　　　小児救急シート　Ver. 3（2016）

12〜14kg（2 歳〜3 歳）87〜98cm

正常値　BP 100/65、HR 75〜130、RR 20〜30

器具サイズ	挿管	喉頭鏡　2 直	φ　4.5 mm	深さ　13 cm
	外傷	胸腔チューブ　12〜16 Fr	胃管　8〜10 Fr	（尿バルン　10 Fr）

	薬剤	投与推奨量（／kg）	薬剤原液の希釈	投与量（ml）
外傷	初期輸液	20 ml/kg ×2 回		240〜280 ml×2 回
	維持輸液	40+2×a ml/hr [BW10-20] a: BW の 1 桁目の数値		45 ml/hr
	ケタラール [200mg/20ml/V]	1 mg/kg	原液	1.2〜1.4 ml　iv・io
痙攣	セルシン [10mg/2ml/A]	静注：0.3〜0.5 mg/kg 注腸：0.5 mg/0.1 ml/kg	原液	0.7〜1.4 ml　iv・io 1.2〜1.4 ml 注腸
	ドルミカム＊ [10mg/2ml/A]	0.1〜0.2 mg/kg	1A+生食 8ml =[1mg/ 1ml]	1.2〜2.8 ml　iv・io
		経鼻：0.2 mg /kg	原液	0.5〜0.6 ml 経鼻
挿管	ドルミカム　＊同上段			
	エスラックス [50mg/5ml/V]	1 mg/kg	原液	1.2〜1.4 ml　iv・io
糖	20%ブドウ糖 [4g/20ml/V]	0.4 g／2 ml/kg	原液	24〜28 ml　iv・io
アナフィラキシー	エピネフリン注 0.1% [1mg/1ml/A]	0.01mg/kg	原液	0.1 ml im
心肺蘇生	エピネフリン注 0.1% [1mg/1ml/A]	0.01 mg/kg	1A+生食 9ml =[0.1mg/ 1ml]	1.2〜1.4 ml　iv・io
	リドカイン静注用 2% [100mg/5ml/A]	1 mg/kg	原液 1ml+生食 19ml =[1mg/ 1ml]	12〜14 ml　iv・io

iv=静脈注射、im=筋肉注射、io=骨髄内投与

胸骨圧迫：呼吸＝15:2　　※AED（小児パッド）
電気的除細動（非同期）　（4J/kg）：**48〜56** J　※成人パドル使用
カルディオバージョン（同期）初回（0.5〜1 J/kg）：**6〜14** J　2 回目以降（2 J/kg）：**24〜28** J

胸骨圧迫：呼吸　未就学児は 15:2、小学生以上は 30:2
AED：未就学児は小児パッド、小学生以上は成人パッド
電気的除細動：1 歳（10kg）未満は乳児パドル、1 歳以上は成人パドル

▶Ⅲ章　症例別対応◀

⑤／8　　小児救急シート　Ver. 3（2016）

15〜18kg（4歳〜5歳）98〜111cm

正常値　BP 100/65、HR 70〜110、RR 16〜24

器具サイズ	挿管	喉頭鏡　2　直・曲	φ　5.0 mm	深さ　14〜15 cm
	外傷	胸腔チューブ　16〜20 Fr	胃管　8〜10 Fr	（尿バルン　10〜12 Fr）

	薬剤	投与推奨量（／kg）	薬剤原液の希釈	投与量（ml）
外傷	初期輸液	20 ml/kg ×2 回		300〜360 ml×2 回
	維持輸液	40+2×a ml/hr [BW10-20] a：BW の 1 桁目の数値		50 ml/hr
	ケタラール [200mg/20ml/V]	1 mg/kg	原液	1.5〜1.8　ml　iv・io
痙攣	セルシン [10mg/2ml/A]	静注：0.3〜0.5 mg/kg	原液	0.9〜1.8　ml　iv・io
		注腸：0.5 mg/0.1 ml/kg		1.5〜1.8 m l 注腸
	ドルミカム＊ [10mg/2ml/A]	0.1〜0.2 mg/kg	1A+生食　8ml =[1mg/ 1ml]	1.5〜3.6　ml　iv・io
		経鼻：0.2mg /kg	原液	0.6〜0.7　ml　経鼻
挿管	ドルミカム　　＊同上段			
	エスラックス [50mg/5ml/V]	1 mg/kg	原液	1.5 ml　iv・io
糖	20％ブドウ糖 [4g/20ml/V]	0.4　g / 2 ml/kg	原液	30〜36 ml　iv・io
アナフィラキシー	エピネフリン注 0.1% [1mg/1ml/A]	0.01mg/kg	原液	0.2 ml　im
心肺蘇生	エピネフリン注 0.1% [1mg/1ml/A]	0.01 mg/kg	1A+生食　9ml =[0.1mg/ 1ml]	1.5〜1.8 ml　iv・io
	リドカイン静注用 2% [100mg/5ml/A]	1 mg/kg	原液　1ml+生食 19ml =[1mg/ 1ml]	15〜18 ml　iv・io

iv=静脈注射、im=筋肉注射、io=骨髄内投与

胸骨圧迫：呼吸＝15:2　　※AED（小児パッド）

電気的除細動（非同期）　（4J/kg）：**60〜72** J　※成人パドル使用

カルディオバージョン（同期）初回（0.5〜1 J/kg）：**8〜18** J　2 回目以降（2 J/kg）：**30〜36** J

胸骨圧迫：呼吸　未就学児は 15:2、小学生以上は 30:2
AED：未就学児は小児パッド、小学生以上は成人パッド
電気的除細動：1 歳（10kg）未満は乳児パドル、1 歳以上は成人パドル

■ 4 小児症例

⑥/8　小児救急シート　Ver. 3 (2016)

19〜23kg（5 歳〜6 歳）111〜123cm

正常値　BP 100/70、HR 70〜110、RR 16〜24

器具サイズ	挿管	喉頭鏡　2 直・曲	φ 5.5 mm	深さ　15.5〜16.5 cm
	外傷	胸腔チューブ　16〜20 Fr	胃管　10〜12 Fr	（尿バルン 10〜12 Fr）

	薬剤	投与推奨量（／kg）	薬剤原液の希釈	投与量（ml）
外傷	初期輸液	20 ml/kg ×2 回		380〜460 ml×2 回
	維持輸液	60+a ml/hr [BW>20]　a: BW の 1 桁目の数値		60 ml/hr
	ケタラール [200mg/20ml/V]	1 mg/kg	原液	2.0〜2.3 ml　iv・io
痙攣	セルシン [10mg/2ml/A]	静注：0.3〜0.5 mg/kg　注腸：0.5 mg/0.1 ml/kg	原液	1.2〜2.3 ml　iv・io　2.0〜2.3 ml 注腸
	ドルミカム* [10mg/2ml/A]	0.1〜0.2 mg/kg	1A+生食　8ml = [1mg/ 1ml]	2.0〜4.0 ml　iv・io
		経鼻：0.2 mg /kg	原液	0.8〜0.9 ml 経鼻
挿管	ドルミカム　＊同上段			
	エスラックス [50mg/5ml/V]	1 mg/kg	原液	2 ml　iv・io
糖	20%ブドウ糖 [4g/20ml/V]	0.4 g／2 ml/kg	原液	40 ml　iv・io
アナフィラキシー	エピネフリン注 0.1% [1mg/1ml/A]	0.01mg/kg	原液	0.2 ml im
心肺蘇生	エピネフリン注 0.1% [1mg/1ml/A]	0.01 mg/kg	1A+生食　9ml = [0.1mg/ 1ml]	2.0〜2.3 ml　iv・io
	リドカイン静注用 2% [100mg/5ml/A]	1 mg/kg	原液	1.0 ml　iv・io

iv=静脈注射、im=筋肉注射、io=骨髄内投与

胸骨圧迫：呼吸＝15:2　　※AED（小児パッド）

電気的除細動（非同期）　（4J/kg）：80〜90 J　※成人パドル使用

カルディオバージョン（同期）初回（0.5〜1 J/kg）：10〜23 J　2 回目以降（2 J/kg）：40〜46 J

胸骨圧迫：呼吸　未就学児は 15:2、小学生以上は 30:2
AED：未就学児は小児パッド、小学生以上は成人パッド
電気的除細動：1 歳（10kg）未満は乳児パドル、1 歳以上は成人パドル

▶Ⅲ章　症例別対応◀

⑦／8　　　　　　　　　　小児救急シート　Ver. 3（2016）

24〜29kg（7歳〜8歳）123〜133cm

正常値　　BP 110/70、HR 60〜90、RR 14〜20

器具 サイズ	挿管	喉頭鏡　2〜3 直・曲		φ 6.0 mm	深さ　17〜18 cm
	外傷	胸腔チューブ　20〜24 Fr		胃管　12〜14 Fr	（尿バルン 12 Fr）

	薬剤	投与推奨量（／kg）	薬剤原液の希釈	投与量（ml）
外傷	初期輸液	20 ml/kg ×2回		*500* ml×2回
	維持輸液	60+a ml/hr [BW>20] a: BWの1桁目の数値		60〜70ml/hr
	ケタラール [200mg/20ml/V]	1 mg/kg	原液	2.5〜3.0 ml iv・io
痙攣	セルシン [10mg/2ml/A]	静注：0.3〜0.5 mg/kg	原液	1.5〜3.0 ml iv・io
		注腸：0.5 mg/0.1 ml/kg		2.5〜3.0 ml 注腸
	ドルミカム* [10mg/2ml/A]	0.1〜0.2 mg/kg	1A+生食 8ml = [1mg/ 1ml]	2.5〜*4.0* ml iv・io
		経鼻：0.2 mg/ kg	原液	1.0〜1.2 ml 経鼻
挿管	ドルミカム　　　*同上段			
	エスラックス [50mg/5ml/V]	1 mg/kg	原液	2.5〜3.0 ml iv・io
糖	*50%ブドウ糖* *[10g/20ml/V]*	*0.4 g /0.8 ml/kg*	原液	*20* ml iv・io
アナフィラキシー	エピネフリン注 0.1% [1mg/1ml/A]	0.01mg/kg	原液	0.2〜0.3 ml im
心肺蘇生	エピネフリン注 0.1% [1mg/1ml/A]	0.01 mg/kg	1A+生食 9ml = [0.1mg/ 1ml]	2.5〜3.0 ml iv・io
	リドカイン静注用 2% [100mg/5ml/A]	1 mg/kg	*原液*	*1.2〜1.5* ml iv・io

iv=静脈注射、im=筋肉注射、io=骨髄内投与

胸骨圧迫：呼吸＝30:2　　　※AED（成人パッド）

電気的除細動（非同期）　（4J/kg）：**100〜120** J　※成人パドル使用

カルディオバージョン（同期）初回（0.5〜1 J/kg）：**12〜30** J　2回目以降（2 J/kg）：**50〜60** J

胸骨圧迫：呼吸　未就学児は 15:2、小学生以上は 30:2
AED：未就学児は小児パッド、小学生以上は成人パッド
電気的除細動：1歳（10kg）未満は乳児パドル、1歳以上は成人パドル

4 小児症例

8／8　　　　小児救急シート　Ver. 3 (2016)

30〜40kg（9 歳〜11 歳）133〜149cm

正常値　BP 110/70、HR 60〜90、RR 14〜20

器具 サイズ	挿管	喉頭鏡　2〜3 直・曲	φ 6.0 mm	深さ　17〜18 cm
	外傷	胸腔チューブ　20〜24 Fr	胃管　14〜16 Fr	（尿バルン 12 Fr）

	薬剤	投与推奨量（／kg）	薬剤原液の希釈	投与量（ml）
外傷	初期輸液	20 ml/kg ×2 回		*500* ml×2 回
	維持輸液	60+a ml/hr [BW>20] a: BW の 1 桁目の数値		70 ml/hr
	ケタラール [200mg/20ml/V]	1 mg/kg	原液	3〜4 ml　iv・io
痙攣	セルシン [10mg/2ml/A]	静注：0.3〜0.5 mg/kg 注腸：0.5 mg/0.1 ml/kg	原液	2〜4 ml iv・io 3〜4 ml 注腸
	ドルミカム* [10mg/2ml/A]	0.1〜0.2 mg/kg	1A+生食 8ml ＝[1mg/ 1ml]	3〜*4* ml　iv・io
		経鼻：0.2 mg/kg	原液	1.2〜1.6 ml 経鼻
挿管	ドルミカム　＊同上段			
	エスラックス [50mg/5ml/V]	1 mg/kg	原液	3〜4 ml　iv・io
糖	*50%ブドウ糖* [10g/20ml/V]	*0.4 g/0.8 ml/kg*	原液	*20〜30* ml　iv・io
アナフィラキシー	エピネフリン注 0.1% [1mg/1ml/A]	0.01mg/kg	原液	0.3 ml im
心肺蘇生	エピネフリン注 0.1% [1mg/1ml/A]	0.01 mg/kg	1A+生食 9ml ＝[0.1mg/ 1ml]	3〜4 ml　iv・io
	リドカイン静注用 2% [100mg/5ml/A]	1 mg/kg	*原液*	*1.5〜2.0* ml　iv・io

iv=静脈注射、im=筋肉注射、io=骨髄内投与

胸骨圧迫：呼吸＝30:2　　※AED（成人パッド）

電気的除細動（非同期）　（4J/kg）：**120〜160** J　※成人パドル使用

カルディオバージョン（同期）初回（0.5〜1 J/kg）：**15〜40** J　2 回目以降（2 J/kg）：**60〜80** J

胸骨圧迫：呼吸　未就学児は 15:2、小学生以上は 30:2
AED：未就学児は小児パッド、小学生以上は成人パッド
電気的除細動：1 歳（10kg）未満は乳児パドル、1 歳以上は成人パドル

▶Ⅲ章　症例別対応◀

5 妊婦症例

妊婦外傷

1. 概　要

妊娠初期では子宮は骨盤に守られているが，妊娠中期以降は子宮が骨盤の外に出るため，外傷を受けやすくなる。子宮への直接外力，急ブレーキなどによる加速度によって，子宮破裂，胎盤早期剝離，切迫流早産，臍帯脱出，胎児への直接損傷などが起こり得る。とくに胎盤早期剝離は，受傷直後に症状がなくても徐々に進行する場合があるため，注意が必要である。

2. 評　価

女性患者では妊娠の可能性を疑う。ショックなどの生理学的異常がある状態では，実年齢と外見が乖離していることもある。通常の外傷患者の評価に加え，妊婦特有の評価項目として，腹部（子宮底）の触診と評価，会陰部の視診，FAST時の胎児の確認の追加は必須である。

1）第一印象

通常の第一印象の評価に加え，妊娠の可能性を疑って，患者本人への聴取や母子手帳などから妊娠週数を確認する。確認できない場合には，腹部の大きさから推測する。子宮底高が臍高（妊娠約22週相当）に達していない場合には，出生後に生存できる可能性が低い。

2）A～Eの評価

A（気道），B（呼吸），C（循環），D（中枢神経障害），E（体温・皮膚の評価）に関しては，非妊娠時と同様に評価を行う。病歴聴取，視診，FAST時の所見から妊娠の存在が明らかであれば，Eの段階で産道の評価を追加する。

産道は視診で，以下の項目を評価する。

- 出血の有無，またはその量と活動性
- 胎児先進部（児頭・殿部）が視認できるか
- 臍帯脱出の有無
- 破水の有無
- 分娩後の場合，産道裂傷・子宮内反の有無

3）子宮底・胎児の評価

子宮を実際に触診し，以下の項目を評価する。

- 子宮底の位置（子宮底高は妊娠約22週で臍高となる）。
- 子宮の圧痛・硬さ。陣痛の場合，周期的に硬く痛みを伴う。持続的に硬く痛みを伴う場合には，胎盤早期剝離などの緊急事態の可能性がある。

病院前，とくに緊急の状況では，胎児評価を行う時間は限られる。FAST時に胎児心拍を確認することは可能であるが，時間的制約があれば胎動の有無の確認にとどめる。ただし，胎動がないことと胎児の状態不良とは同義ではない。

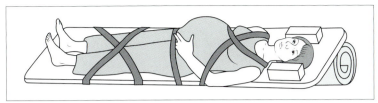
図63 妊婦の固定法（15〜30°傾ける）

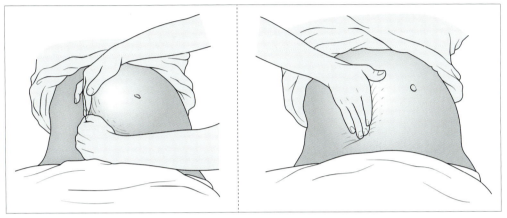
図64 子宮左方圧排法

4）問題点の認識
これまで評価したなかから問題点を整理する。頻度の高い問題点としては，分娩が切迫，大出血（分娩前：胎盤早期剥離・前置胎盤，分娩後：弛緩出血など），肩甲難産，臍帯脱出，母体の心肺停止などがあげられる。

3．固定・搬送
母体に対する外傷診療は通常の場合と同様である。妊婦外傷の場合は患者1名であっても「多数傷病者対応」とし，最善・最速・最良の判断を心がける。

脊柱運動制限をする際には，ベルトが子宮に当たらないよう配慮する。妊娠20〜22週を超えている場合には，長時間の仰臥位で仰臥位低血圧症候群をきたす可能性があるため，左傾斜側臥位で搬送する（図63）。何らかの理由でこれが困難な場合には，用手的に子宮左方転位を試みる（図64）。

現場出動医師は，妊婦の状態評価を搬送先病院へ伝達するとともに，院内産婦人科医の診療応援を要請する。

受け入れ病院は児の娩出を必要とする場合もあることを考慮し，手術室の空き状況の確認，小児科医師の応援要請，インファントウォーマーなどの新生児蘇生に必要な物品の準備を手配する。

周産期救急疾患

通常，分娩は医療従事者の介入なく自然に進行する。周産期救急における妊婦の観察・判断，分娩介助，産褥管理，新生児蘇生の実施には，REMOTESの利用により基地病院の支援を求めることが推奨される。

▶Ⅲ章　症例別対応◀

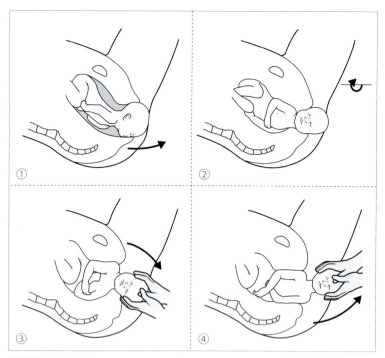

図65 分娩介助

1．分娩介助，産褥子宮の管理

1) 分娩の自然経過と異常

- 分娩第一期：子宮口の開大を伴う子宮収縮＝陣痛の開始から子宮口全開大まで
    ※この期の異常：遷延分娩（微弱陣痛，胎位胎向異常，児頭骨盤不均衡）
- 分娩第二期：子宮口全開大から胎児の娩出まで
    ※この期の異常：回旋異常（肩甲難産など）
- 分娩第三期：胎児娩出から胎盤娩出まで
    ※この期の異常：新生児蘇生，産後大出血（とくに弛緩出血）
- 時期によらない異常：子宮破裂，子癇，羊水塞栓症，胎児機能不全（基線細変動消失，基線細変動減少を伴う繰り返す遅発一過性徐脈または遅発一過性徐脈，遷延一過性徐脈）

2) 分娩介助の実際 (図65)

(1) 児頭娩出

片手で会陰の肛門側を保護し，反対側の手で児頭の後頭部を押さえ，児頭を下方向に押す。児頭が急速に娩出されることを防ぐため，母親にも急にいきまないよう声をかける。児頭の後頭結節が母親の恥骨を通過したら，児頭を持ち上げるようにして頭部を完全に娩出させる。

(2) 前在・高在肩甲の娩出

児頭娩出後，胎児は自然に横向きになる。まず片手で児頭の側頭部や肩を下方に押し，恥骨側にある前在肩甲を娩出する。前在肩甲が娩出されたら，次に上方へ力を加えて肛門側にある後在肩甲を娩出する。

(3) 胎児の体の娩出

両肩が娩出されたら，胎児の両脇に手を入れ，母親と児が向かい合うように娩出する。

(4) 臍帯の結紮と切断

児に蘇生術を施す必要がないかぎり，臍帯の拍動がなくなってから臍帯を切断する。臍帯を結紮するには，1カ所目を新生児の臍部から1~2cmの位置に，2カ所目をそこから2~3cmあけた位置に，それぞれペアンで挟鉗する。結紮した間を切断する。

■ 5 妊婦症例

(5) 胎盤の娩出

基本的には自然に娩出されるのを待つ。胎盤が子宮から剥離すると，胎盤剥離徴候（臍帯に付着した鉗子が下がる，子宮の収縮に伴い臍帯が腔から出てくる，恥骨結合上部を圧迫しても臍帯がわずかにしか引き込まれない，など）を認めるようになる。胎盤が視認できたら，ゆっくり牽引し，回転させながら娩出させる。

2．新生児蘇生

新生児蘇生（NCPR）は，**図66**[1] に示す NCPR アルゴリズムに従って行う。

1) 出生直後

早産児，弱い呼吸・啼泣，筋緊張低下のうち 1 つでも認める場合，蘇生の初期処置を開始する。

2) 蘇生の初期処置（出生〜30秒）

保温：新生児は体重当たりの体表面積が大きいため，容易に低体温へ移行する。救急車やヘリ内温度を 30〜32℃へ上げ，羊水を拭き取って温かいタオルで包む。頭部からも放熱されることに留意する。

体位保持・気道開通：新生児は体幹に対して頭部が大きいため，前屈位になりやすい。気道確保のためには肩枕が有効である。口腔→鼻腔の順に，分泌物や羊水を吸引する。迷走神経反射を誘発し得るため，吸引は愛護的に行う。

3) 呼吸・心拍の確認（出生後60秒以内）

処置と並行しながら，呼吸，心拍数，SpO_2 の評価を 30 秒間隔で行っていく。自発呼吸があり，かつ心拍数 100/min 以上であれば正常である。SpO_2 は出生後徐々に上昇していく。無呼吸，喘ぎ呼吸または/かつ心拍数 100/min 未満の場合には，遅くとも出生後 60 秒以内に人工呼吸を開始する。妊娠 35 週以上での出生児では，まず空気で人工呼吸を開始する。妊娠 35 週未満，胸骨圧迫開始時，SpO_2 低下時には酸素投与を行う。新生児蘇生では高酸素血症・低酸素血症のどちらも避けるべきであり，SpO_2 の上限は 95％を目安に酸素の流量を増減する。

4) 人工呼吸と胸骨圧迫

人工呼吸を 30 秒継続後，心拍数を確認して 60/min 未満である場合には胸骨圧迫を開始する。胸骨圧迫は胸骨下 1/3 の位置で，胸郭前後径の 1/3 が凹むように圧迫する。人工呼吸：胸骨圧迫＝1：3 の割合で，1 サイクル 2 秒の速さで蘇生処置を行う。30 秒間継続後，再評価する。

心拍数 60〜100/min である場合や，無呼吸・喘ぎ呼吸がある場合には，人工呼吸のみを継続する。心拍数 100/min 以上で自発呼吸がある場合には，人工呼吸を中止する。

3．妊婦心肺蘇生法と分娩後大出血

1) 妊婦心肺蘇生法

妊娠期間中の心肺停止は少ないが，妊娠による生理学的変化を考慮しながら母体と胎児の 2 名を蘇生する必要がある。基本的には BLS および ACLS に準じて蘇生を行うが，以下の 2 点に留意する。

（1）母体の血行動態を改善させるため，妊娠子宮を偏位させる必要がある。妊娠 20 週の妊婦を左傾斜側臥位にすると 1 回心拍出量が 27％上昇し，32 週では 35％上昇する[2]。また，投与薬剤の薬効を確実にするため，横隔膜より上の静脈または骨髄からの投与を行う。

（2）妊娠 24 週以降の妊婦で 4 分間の適切な心肺蘇生に反応しない場合には，死戦期帝王切開術（perimortem cesarean section；PMCS）が考慮される。その目的は，母体の蘇生を促進し，母体の生存率を最大限に高めることである。蘇生処置開始から 5 分以内の帝王切開分娩を目指す。5 分以内に娩出された児は，その 70％に神経学的後遺症を認めないと報告されている[2]。

127

III章 症例別対応

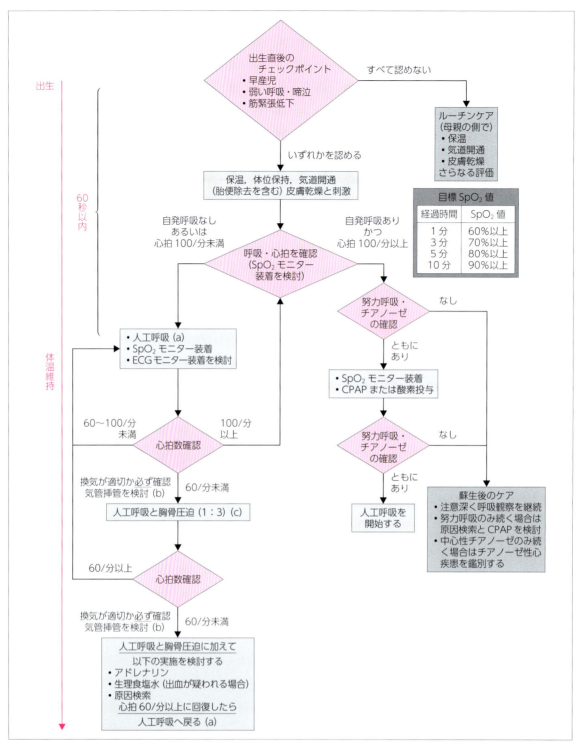

図66 2015年版 NCPR アルゴリズム　　　　　　　　　　　　　　　　　　　　　〔文献1）より引用〕

死戦期帝王切開の手順を以下に示すが[2]，もっとも重要な要素は，帝王切開の実行を決断することである。

①帝王切開を行うことを決定する。心肺蘇生は継続する。
②新生児蘇生の可能性を考慮して準備を行う。
③心肺停止時であり，手洗いや術野の消毒にこだわる必要はない。
④迅速開腹：適切な腹壁切開と子宮切開。
⑤胎児を娩出し，臍帯を結紮処理する。新生児蘇生を検討する。
⑥胎盤を愛護的に剥離し，子宮と腹壁を縫合する。

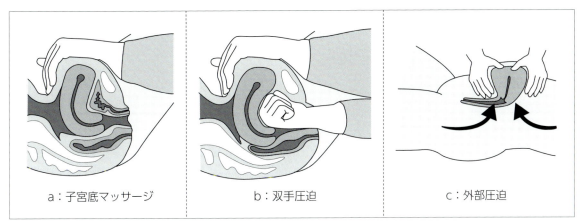

図67 子宮底マッサージと圧迫止血法

a：子宮底マッサージ　　b：双手圧迫　　c：外部圧迫

2）分娩後大出血

分娩後大出血（postpartum hemorrhage；PPH）は，分娩後24時間の出血が500ml以上のものと定義され，全分娩の3～5％で生じる[2]。リスク因子は，巨大児，吸引分娩，鉗子分娩，肩甲難産である。PPHの多くでは外出血を認めるが，腟壁周囲や腹腔内出血による出血性ショックの場合もある。

PPHの原因としては"4T"があり，Tone（弛緩出血）：70％，Trauma（外傷：腟壁・頸管裂傷，子宮破裂・内反）：20％，Tissue（組織・胎盤遺残）：10％，Thrombin（凝固異常）：1％，とされる。

PPHの予防として，分娩後に子宮筋を収縮させる必要がある。子宮収縮を促すために，子宮底のマッサージを行う。止血法としては腹壁（外部）からの子宮圧迫法や双手圧迫法などがある（図67）。病院到着後は産科医師と初療を行い，オキシトシン静注投与を行う。

【文献】
1）日本蘇生協議会監：新生児の蘇生．JRC蘇生ガイドライン2015，医学書院，東京，2016，pp 243-89．
2）新井隆成監訳：病院前救護のための産科救急トレーニング；妊娠女性・院外分娩に対する実践的な対処法，中外医学社，東京，2014．

6 不穏症例

現場診療

　不穏症例では気道確保，呼吸・循環の維持を最優先する。とくにショックや重症頭部外傷に伴う不穏の可能性に留意しなければならない。

　不穏となる原因には，ショック，脳血管障害や頭部外傷後，薬物（睡眠導入薬，農薬など）服用，アルコール摂取，低血糖，精神疾患，痙攣発作後などがある。救急隊員や，友人・家族などから可能なかぎり情報を入手する。

　バイタルサインや身体所見が正確に得られないことも多いため，救急隊員と協働して診療にあたる。血糖測定を必ず行い，低血糖を除外する。昏睡に伴って起こる可能性のある合併症（低体温，褥瘡，角膜損傷，誤嚥性肺炎など）をチェックする。ショックや重症頭部外傷など緊急性の高い病態を疑う場合には，気道・呼吸・循環動態に注意しながら鎮静化を考慮する。

ヘリ搬送にあたっての留意点

　ヘリ搬送時は，患者・医療者のみならず運航クルーも同一の閉鎖空間にいるため，揮発性薬物などの空気中に拡散しやすい物質（有機リン系農薬など）による中毒を疑う場合は，ヘリ搬送を行わない。

　不穏が強いが緊急性に乏しい場合には救急車搬送とする。一方，緊急性の高い病態が疑われる不穏症例では，ジアゼパムやミダゾラムの投与による鎮静化，および気道・呼吸・循環管理を行った後，ヘリ搬送とする。

▶Ⅲ章　症例別対応◀

7 多数傷病者事案

　同時に多数の傷病者が発生するような事案や局地的な災害は，ひとたび発生すれば短時間で地域の医療対応力を凌駕してしまう。このような事案に対し，ドクターヘリはきわめて有効なシステムツールとなる。

　ドクターヘリの有効性を最大限引き出すにはさまざまな能力が必要とされるため，多数傷病者対応はフライトドクターにとって集大成のミッションと考えることができる。具体的には，基本コンセプトに対する十分な知力，そのうえで進行中の事案に何が求められているかのアセスメント力，ミッションコントロールに対する柔軟なプランニング力，他組織に対する医療責任者としての影響力などが求められる。

多数傷病者事案の特色

　多数傷病者事案には，表24に示すような特殊性がある。とくに安全管理は，通常は安全かつ守られた環境で活動する医療者にとってもっとも重要な項目であり，後述する"Self＞Scene＞Survivor"の原則に則り，自らの安全を最大限に担保しなければならない。

　消防の安全と医療者の安全との間には，平時の活動の特性や装備などから安全管理のレベルに隔たりがあるため，消防に「安全」と言われた活動場所でも再評価を行う慎重さが必要である。ドクターヘリや運航クルーの安全については，さらに慎重な安全管理が必要であり，一般人と同程度の安全管理レベル設定が必要である。危険に曝露されるような現場にドクターヘリを投入してはならない。

多数傷病者事案の活動コンセプト

　多数傷病者事案における活動のコンセプトは，MCLS（Mass Casualty Life Support）コースなどでおおむね以下のような点が標準化されている。

1.「スイッチを入れて CSCATTT」

　多数傷病者対応コンセプトの根幹は，「スイッチを入れて CSCATTT」と表される（表25）。「CSCATTT」は "Command & Control", "Safety", "Communication", "Assessment", "Triage/

表24 多数傷病者事案の特殊性

- 発災早期には全体像がつかめない
- "安全"の管理がきわめて重要
- 多くの活動隊が出場し，混乱が必発
- 最大限の医療が提供できるとは限らない

▶Ⅲ章　症例別対応◀

表25 多数傷病者対応の原則

スイッチ	災害であることの認知と拡散
Command & Control	指揮と統制
Safety	安全管理
Communication	情報管理
Assessment	経時的評価
Triage/Treatment/Transportation	トリアージ/治療/搬送

表26 医療投入の優先順位

1. 現地指揮本部（医療コマンダー）
2. 救護所統括者
3. 救護所内医療チーム
4. 搬送医療チーム
5. 現場トリアージ
6. CSM（confined space medicine；瓦礫の下の医療）

Treatment/Transportation"の略であり，「CSCA」が災害全体を管理するために重要な4項目，「TTT」が災害時の医療における重要な3項目を指す。

効率的なTTTは適切なCSCAを背景に展開されるため，発災から短時間でCSCAを構築することの優先度はきわめて高い。また，とくに混乱が生じやすい初動において，迅速に他機関へ災害対応を始める旨の宣言がなされないと，すべての活動が後手に回ることから，「スイッチ」が強調されている。

2. CSCA

CSCATTTのうち消防初動における優先度の高い活動は，「すしあんじょうほうようばしょとり（ス指安情報要場所取り）」で表される。

ス（スイッチ）：災害の可能性を認知したらまず，災害である宣言をチーム・上位組織に共有しなければならない。

指（指揮）：指揮命令系統の確認。指揮者がいなければ先着隊長が指揮を代行する。

安（安全）：自分（Self）の安全を最大限担保したうえで，現場（Scene），要救助者（Survivor）の安全管理を行う（SSS）。

情（情報）：情報の3つの要素は，「内容」「伝達手段」「カウンターパート」である。

報（報告）：適切な報告のひな型を用い，上位に追加情報・詳細情報を送信する。

要（要請）：必要な支援を要請する。

場所取り：現場活動に必要なさまざまな活動エリアや区域設定を活動初期から想定する。

3. TTT

多数傷病者に対する医療は，「TTT（Triage, Treatment, Transportation）」で表される。漫然とこの3項目を順番に行うわけではなく，3項目のバランスこそが重要である。例えば，Transportation（搬送）が劣勢であれば，Triage，現場でのTreatmentを行う。逆に優勢であれば，現場での不要なTreatmentは最小限にしなければならない。最終的には根本治療のステージは病院内であることを忘れてはならない。

現場における医師投入の原則的な優先順位は**表26**に示す通りである。医師にしかできない業務，Command & Controlに関連する業務の優先度が高い。

表27 多数傷病者事案におけるドクターヘリの役割

迅速な医療コマンダーの現場投入
医療者の transportation
医師による，高レベルのトリアージと現場医療
advanced triage, treatment
分散搬送
患者の transportation

多数傷病者事案におけるドクターヘリの役割

　ドクターヘリは「TTT」の3項目をいずれも底上げできるシステムである（表27）。フライトドクターは，その有効性を消防指揮者に対して推奨・勧告できる唯一の存在であり，フライトドクターは災害現場の活動状況を早急に評価して，消防指揮者と一体となってCommand & Controlの中枢として活動しなければならない。CSCATTTの原則の通り，これらは個別の患者に対する治療や搬送よりも最優先とされる。

複数ドクターヘリ対応

　多数傷病者事案においては，必要に応じて複数のドクターヘリで現場対応することを考慮しなければならない。あくまで現場の状況，医療機関との搬送距離など，複数の項目からの総合判断にはなるが，基本的に緊急治療群（トリアージ"赤"）が2名以上であれば，隣接したドクターヘリの支援を要請すべきである。
　北総ドクターヘリの運航範囲では，君津ドクターヘリ，茨城ドクターヘリとの協定にて，全範囲で2機目のドクターヘリの要請が可能となっている。一方で，局地災害時への運用を見据えて「ドクターヘリ基地病院地域ブロック」が厚生労働省から提示されており（表28）[1]，北総ドクターヘリは君津ドクターヘリ，埼玉ドクターヘリと同一グループとなっている。そのため現状では，通常運航範囲を越えて局地災害に複数ドクターヘリを運用する場合には，まずこの2基地と調整を行い，さらに遠隔地の支援を受ける場合には各ブロックの「連絡担当基地病院」との調整を行うこととされている。

特殊な事案への対応

　銃器や爆発物による人為的な殺傷事件においては，安全の観点から二次災害の危険性を考慮しなければならない（表29）。このような事案においてドクターヘリが上空に飛来すること，および着陸・駐機すること自体がターゲットとなりやすく，危険である。ランデブーポイントの安全確保に警察の協力や警戒区域設定が必要となる。もちろん，安全が担保できない場合にはドクターヘリを投入してはならない。

▶Ⅲ章　症例別対応◀

表28 ドクターヘリ基地病院地域ブロック

都道府県	連絡担当基地病院	基地病院	都道府県	連絡担当基地病院	基地病院
北海道		手稲渓仁会病院	静岡県（※）		順天堂大学医学部附属静岡病院
		市立釧路総合病院		○	聖隷三方原病院
	○	旭川赤十字病院	愛知県		愛知医科大学病院
		市立函館病院	三重県		三重大学医学部附属病院，伊勢赤十字病院
青森県	○	八戸市立市民病院			
		青森県立中央病院	富山県		富山県立中央病院
岩手県		岩手医科大学附属病院	滋賀県		済生会滋賀県病院
秋田県		秋田赤十字病院	大阪府	○	大阪大学医学部附属病院
宮城県		東北大学病院，国立病院機構仙台医療センター	兵庫県		公立豊岡病院
					兵庫県立加古川医療センター，製鉄記念広畑病院
山形県		山形県立中央病院			
福島県	○	福島県立医科大学附属病院	和歌山県		和歌山県立医科大学附属病院
茨城県		国立病院機構水戸医療センター，水戸済生会総合病院	島根県		島根県立中央病院
			岡山県	○	川崎医科大学附属病院
栃木県		獨協医科大学病院	広島県		広島大学病院
群馬県	○	前橋赤十字病院	山口県		山口大学医学部附属病院
埼玉県		埼玉医科大学総合医療センター	徳島県		徳島県立中央病院
千葉県		国保直営総合病院君津中央病院	高知県		高知医療センター
	○	日本医科大学千葉北総病院	福岡県	○	久留米大学病院
神奈川県	○	東海大学医学部付属病院	佐賀県		佐賀大学医学部附属病院，佐賀県医療センター好生館
新潟県		新潟大学医歯学総合病院			
山梨県		山梨県立中央病院	長崎県		国立病院機構長崎医療センター
長野県		佐久総合病院	熊本県		熊本赤十字病院
		信州大学医学部附属病院	大分県		大分大学医学部附属病院
岐阜県		岐阜大学医学部附属病院	宮崎県		宮崎大学医学部附属病院
			鹿児島県		鹿児島市立病院
			沖縄県		浦添総合病院

※静岡県は静岡市を含む東部地域と西部地域の2ブロックに区分　　　　　　　　　〔文献1）より引用・改変〕

表29 特殊な事案における危険

secondary devices
・時間を空けて爆発させる爆弾
・人が集まったところを狙う
・救助者の参集も標的になり得る
dirty bomb
・汚染物質を含んだ爆発物
・NBC (nuclear, biological, chemical)

【文献】

1）厚生労働省医政局地域医療計画課長：大規模災害時におけるドクターヘリの運用体制構築に係る指針について，2016.

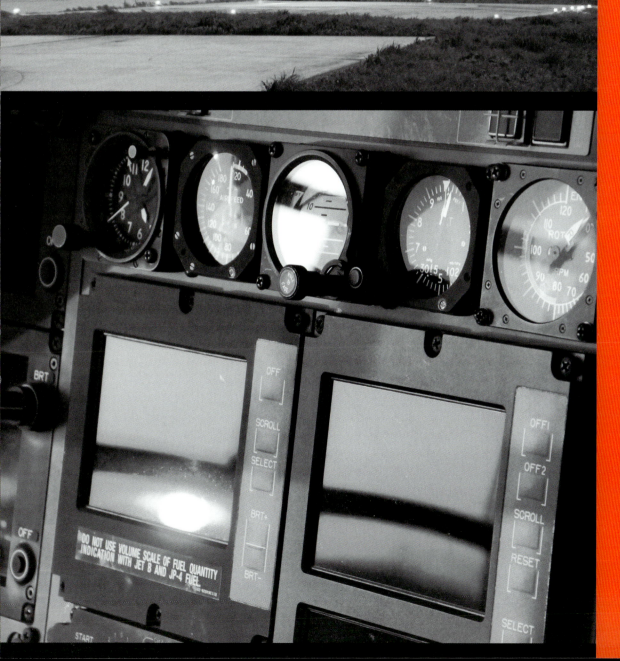

Appendix

▶ Appendix ◀

1 MD902の特徴・スペック

　日本医科大学千葉北総病院のドクターヘリとして使用しているMD902（米国，MDヘリコプターズ社製：図68）の特徴とスペックについて解説する。

MD902の特徴

　従来のヘリコプターはテールローター（機体後部で回転する小さい羽根）を装備していたが，MD902はNOTAR（ノーター）システム（「ノーテールローター」の略。MDヘリコプターズ社によって開発された，テールローターに相当する飛行システム）を採用することにより，テールローターをなくした画期的なヘリコプターである。テールローターがないことにより，騒音や振動が少なく，かつエンジン運転時にテールローターに接触する危険がなく安全なため，ドクターヘリに適した機種である。

MD902のスペック

- 搭乗可能人員：6名（ドクターヘリ仕様）
    医師，看護師，付添：計3名，患者1名，パイロット1名，整備士1名
- 機体寸法（全長，全幅，全高）：10.39×2.84×3.66m
- メイン・ローターブレード（機体上部の回転翼）直径：10.3m
- キャビン寸法（全長，全幅，全高）：2.69×1.44×1.24m
- 最大離陸重量：2,948kg
- 巡航速度：約200km/hr
- 連続飛行可能時間：約90分（燃料満載時，直線距離で約300km飛行可能）

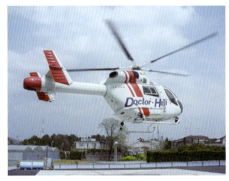
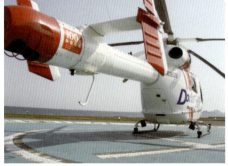

図68 MD902

▶ Appendix ◀

2 携行資器材・医薬品

　ドクターヘリ活動時には，病院前診療に必要な携行資器材を収めたドクターヘリバッグ，外傷バッグ，小児バッグを携行する。この他に超音波検査器，骨髄穿刺用のEZ-IO®も必ず携行する。また，厳密な管理が必要な麻薬などの医薬品は，麻薬ポーチに収めて医師が携行している。
　以下，各バッグに収められている資器材について詳述する。

ドクターヘリバッグ

　ドクターヘリバッグ（図69）に収納されている携行資器材および医薬品は以下の通りである。

1. 背　面

- ソリューゲン®F 500ml：1本
- 輸液セット（成人）：2セット
- ワンショットプラス®：10枚
- ワンショットプラスヘキシジン®：2枚
- 固定用テープ10cm×7.5cm：5セット
- 留置針サーフロー®18G，20G，22G，24G：各2本
- 留置針ロングサーフロー®16G，20G：各1本
- 駆血帯：1本
- 針入れケース：1個
- 注射器20ml，10ml（ロック付き）：各2個
- 注射器2.5ml：3個×2
- 注射器1ml：2個
- 骨髄針16G：1本
- 骨髄針用固定テープ：1セット
- メスNo.11：1本
- ペアン鉗子14cm 曲：1本
- アプリスワブ®：3本
- アドレナリン0.1%シリンジ：10本
- アトロピン0.05%シリンジ：2本
- リドカイン2%シリンジ：1本

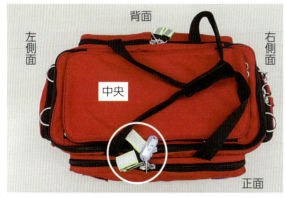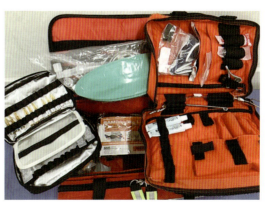

携行資器材の確認後の開閉がないよう結束バンドで鍵をする（丸印）
図69 ドクターヘリバッグ

▶ Appendix ◀

2. 左側面
- 尺角ガーゼ：20枚
- 熱傷ガーゼ：30枚

3. 右側面
- エラスコット®包帯7号・4号：各2本
- レポ®SS伸縮包帯No.3：1本

4. 正　面
- 留置針サーフロー®18G，20G，22G，24G：各2本
- 生理食塩液10ml：2本
- 留置針スーパーキャス®18G，20G，22G：各2本
- 注射器5ml：1個
- 留置針ロングサーフロー®16G，20G：各1本
- 注射針18G：2本
- ワンショットプラス®：10枚
- 保護栓：2個
- ワンショットプラスヘキシジン®：2枚
- 血糖測定器：1個
- 固定用テープ10cm×7.5cm：5セット
- ワンタッチベリオセンサー：1枚
- 三方活栓L型：1個
- 穿刺針：5本
- ペンライト：1本
- ビニール袋701（黒・白）：各1枚
- 針入れケース：1個
- ビニール袋大・中：各3枚
- 麻薬ケース

5. 中　央
【医薬品】
- メトクロプラミド10mg：3本
- 生理食塩液20ml：1本
- ニカルジピン2mg：3本
- 50%ブドウ糖液20ml：2本
- セルシン®10mg：3本
- 注射器1ml：2個
- ボスミン®1mg：1本
- 注射器2.5ml：3個
- ミダゾラム10mg：2本

【気管挿管セット】
- 喉頭鏡ブレード（大・中・小）：各1個
- ジャクソン・リース3l：1個
- スタイレット：1本
- 換気用マスク（サイズ4・5）：各1個
- テーパーガード®6.0，8.5：各1本
- サムスリング®：1個
- テーパーガードエバック®6.5，7.0，7.5，8.0：各1本

外傷バッグ

外傷バッグ（図70）に収納されている資器材は以下の通りである。

1. 中　央
- ドクターヘリ用開胸セット：1セット
- 花ばさみ：1個
- 救急切開縫合セット：1セット
- フォーリーカテーテル12Fr，18Fr：各1本
- 胸腔ドレーンバッグ：1セット
- 血管鉗子：1本
- トロッカーカテーテル32Fr，28Fr，18Fr：各2本

2 携行資器材・医薬品

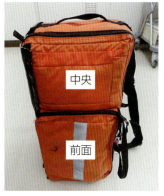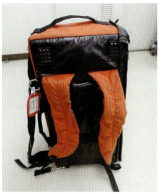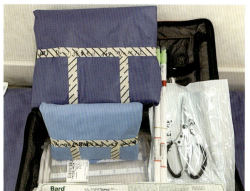

図70 外傷バッグ

【セットA】
- 注射用水 20ml, 100ml：各1本
- 注射用シリンジ（赤）30ml：1本
- 注射針 18G：1本

【セットB（胸腔ドレナージ用）】
- ペアン鉗子 14cm 直：2個
- メス No.10：1枚
- メス No.11：2枚
- 絹糸 1-0, 2-0, 3-0：各1セット
- 針（5角外）：2個
- 胸腔ドレーン固定テープ：2セット
- マルチポア® 7.5cm 幅：1セット

【局所麻酔薬セット】
- 1%キシロカイン® シリンジ 10ml：2本
- 注射針 23G：2本

【滅菌バッグ】
- ポピヨドン® 250ml：1本
- 滅菌手袋 6.5：1枚
- 滅菌手袋 7.0：2枚
- 滅菌手袋 7.5：1枚
- X線タオル
- スキンステープラー 35針：1個
- はさみ：1個

2. 前 面
- JMSシーツ® 滅菌 1,000×1,200：2枚

小児バッグ

小児バッグ（図71）に収納されている資器材および医薬品は以下の通りである。

1. 表ファスナー
- 換気マスク新生児用：1個
- 換気マスク乳幼児用：1個
- 換気マスク サイズ1・2・3・4：各1個
- シリンジ（赤）10ml：1個
- バッグ・バルブ・マスク：1個
- ジャクソンリース 0.5l バッグ：1個

▶ Appendix ◀

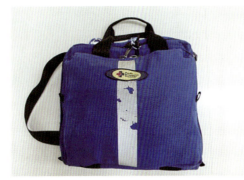
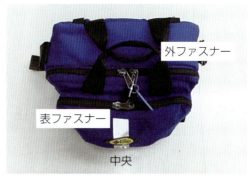
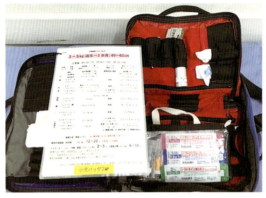

図71 小児バッグ

2. 中央部
- 吸引チューブ8Fr, 6Fr：各1本
- 舌圧子：2本
- メジャー：1個

3. 外ファスナー
- 聴診器：1個
- 輸液ライン固定用シーネ：1個

【輸液セット】
- ソリューゲン®F 500ml：1本
- 輸液セット成人用：1本
- 留置針サーフロー®20G, 22G, 24G：各3本
- 留置針インサイト®24G：2本
- ワンショットプラス®：1枚

【注射セット】
- 注射針18G：2本
- 注射針22G：1本
- 注射器20ml, 10ml, 2.5ml, 1ml：各2個

【医薬品】
- アドレナリン0.1%シリンジ：1本
- アトロピン0.05%シリンジ：1本
- リドカイン2%シリンジ：1本
- 生理食塩液20ml：1本

- 骨髄針16G：1本
- 骨髄針用固定テープ：1セット

- 駆血帯：1本
- シーネ：1個
- 外傷用輸液ライン固定用テープ：3セット
- シーネ固定用テープ：3セット

- 5%ブドウ糖液20ml：1本
- 20%ブドウ糖液20ml：1本
- 生食注シリンジ：1本

【気管挿管セット】
- 喉頭鏡ハンドル小児用：1個
- 喉頭鏡ブレード（0・1）：各1個
- 気管挿管チューブ 2.0〜5.5：各1本
- バイトブロック（小・中）：各1個
- スタイレット（小・極小）：各1本
- キシロカイン® ゼリー 30ml：1個
- 固定用テープ（細）：2本
- 小児用チューブホルダー：1個

器材収納バッグ

器材収納バッグ（図72）に収納されている資器材は，以下の通りである。
- 持続吸引器（Thopaz™）本体：1個
- ドレナージバッグ：2個
- 吸引チューブ（1way/2way）：各1本
- ターニケット：1個

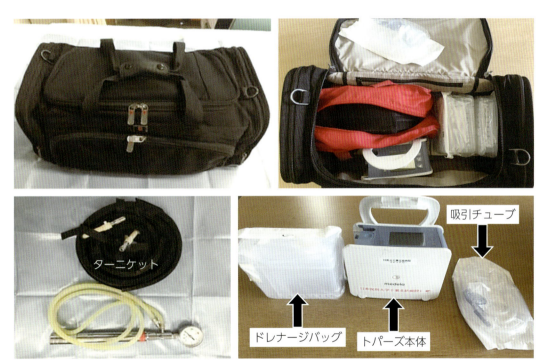

図72 器材収納バッグ

▶ Appendix ◀

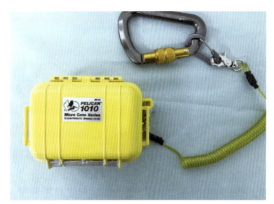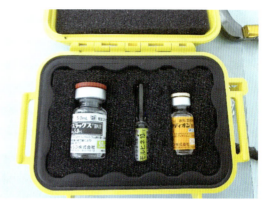

図73 麻薬ポーチ

麻薬ポーチ

　麻薬ポーチ（図73）は，アンプルの破損や紛失がないよう厳重に保護する。
- 塩酸モルヒネ 10mg：1本
- エスラックス® 50mg：1本
- ブリディオン® 500mg：1本

▶Appendix◀

3 テクノロジー

スマホ動画伝送システム (REMOTES)

　医師派遣現場での活動内容を基地病院とリアルタイムに共有することができれば，患者の受け入れ準備（輸血，緊急手術，IVRの準備やマンパワーなどの確保など），重複要請時のドクターヘリ（およびラピッドレスポンスカー）の効率的な運用などに有用である．さらに，活動内容を記録すれば，北総HEMSの研修医師・看護師や救急隊などの教育活動の有効な教材にもなり得る．

　日本医科大学千葉北総病院では，NTTドコモ（株）と多機能携帯電話（スマートフォン）を使用した動画伝送システム［REal-time MOvie Transmission for EMS using Smartphone；REMOTES（リモテス）］を共同開発し，2014年より実用化している（図74）．

1. 特　徴

　現場に派遣された医師・看護師は，患者診療以外の行動に時間を割くことが困難である．とりわけ重症患者対応の場合には，通信機器の簡単な操作を行うことすら難しい．一方で，そのような重症な患者の場合にこそ，基地病院のスタッフは現場の動向をいち早く把握し，救命のための処置・手術の準備を先回りして始めたい．

　REMOTESでは，派遣医師の手をわずらわせることがなく，基地病院側から派遣医師の携帯するシステムを遠隔起動することができる．また伝送した画像データ（図75）は，システムサーバ内の日別ファイル内に自動的に保存される．

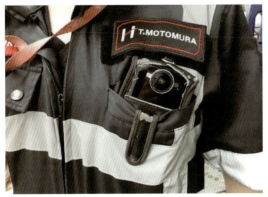
図74 フライトスーツに装備したREMOTES用スマートフォン

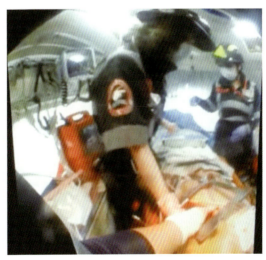
図75 REMOTESによる伝送画面

▶ Appendix ◀

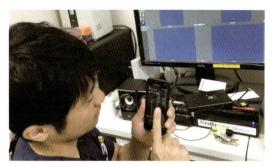
図76 CSの専用端末からシステムを起動

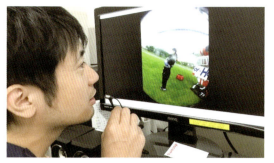
図77 マイクを用いた双方向音声通信

2. 使用方法

1) 出動医師

ブリーフィングの際に，フライトスーツの胸ポケットにスマートフォンを装着する。

2) 基地病院医師

CSの起動用スマートフォン（または初療室タブレット）から，（「メイン」および「サブ」の）システム起動ボタンをタップする（図76）。数秒後にCS，医局および初療室の専用画面またはタブレットで現場のリアルタイムの活動動画と音声がモニタリング可能となる。専用マイクのスイッチを入れれば，現場との双方向の音声通信も可能である（図77）。

災害救援航空機情報共有ネットワーク（D-NET）と ドクターヘリ位置情報追跡システム

東日本大震災では，全国に配備されていたドクターヘリのうち15機が被災地内に集結し，活動を行った。北総HEMSのスタッフはこれらの指揮活動を担ったが，当時はドクターヘリの位置情報をリアルタイムで把握できるツールは存在しなかったため，経時的な位置の確認ができなかった。

1. 災害救援航空機情報共有ネットワーク（D-NET）

東日本大震災後，ドクターヘリ位置情報把握のためのシステムとして，宇宙航空研究開発機構（JAXA）がヘリの所属機関や運航会社に関係なく，災害時に活動するヘリコプターの位置情報を共有できる「災害救援航空機情報共有ネットワーク（D-NET）」を開発した[1]。

2016年の熊本地震ではD-NETが初めて実災害に使用され（図78），13機のドクターヘリと医療搬送用ヘリ1機の位置情報に加えて，消防防災ヘリの位置情報もリアルタイムに把握することに成功し，効率的なヘリコプター群の運航指揮が可能となった。

2. 平常時のリアルタイムドクターヘリ位置情報

多数傷病者対応の場合には，複数のドクターヘリによる対応となることも少なくない。平常時の救急医療においても，ドクターヘリやラピッドレスポンスカーのリアルタイムの位置情報を正確に把握しておくことは，災害時同様に重要である。北総HEMSでは，（株）ウェザーニューズの"FOSTER-GA"を使用してドクターヘリおよびラピッドレスポンスカーの位置情報の把握・共有を行っている。これは衛星回線を使用して位置を把握するものであり，雨雲，雷，定点カメラの空模様の映像などとともに，インターネットを経由して複数の電子端末で位置情報を確認することができる（図79）。

■3 テクノロジー

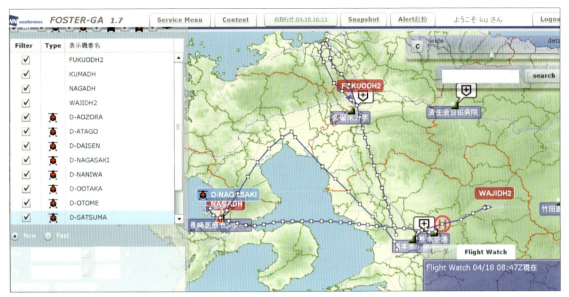

［画面表示は FOSTER-GA（Weathernews 社）による］

■図78 熊本地震（2016年3月）における D-NET によるヘリコプター位置情報共有画面

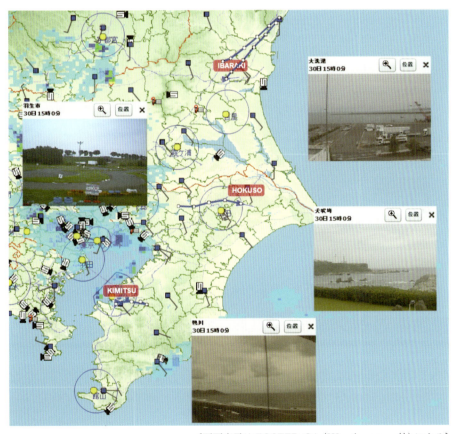

［画面表示は FOSTER-GA（Weathernews 社）による］

■図79 平常時のドクターヘリの位置情報把握

▶ Appendix ◀

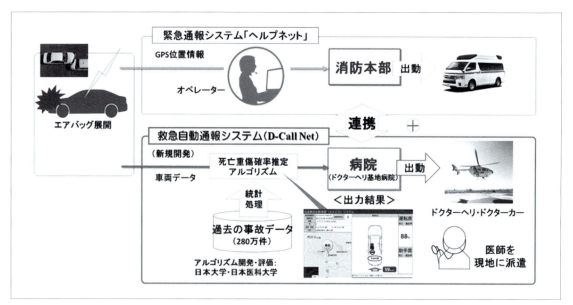

図80 D-Call Net のフロー

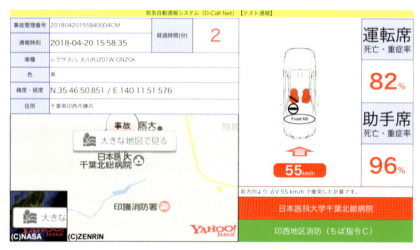

図81 D-Call Net におけるタブレット表示画面

救急自動通報システム（D-Call Net）

　交通事故の工学的情報〔短時間当たりの速度変化（Δv），衝突方向，衝突回数〕および安全装置情報（シートベルト着用の有無，エアバッグ作動の有無）と，乗員の重症度（30日以上の治療を要した症例を重症と定義）との関係性を表すアルゴリズム[2]を用いて，「救急自動通報システム（D-Call Net）」が開発された。この D-Call Net は，すでにトヨタ自動車（株）と本田技研（株）の車両の一部に搭載されており，2018年4月から全国本格運用が開始されている。

　D-Call Net の実際のフローは，図80 に示す通りである。

　エアバッグが展開した交通事故が発生した場合に，事故車両から事故の工学的情報と安全装置情報がヘルプネット内の専用サーバーへ送信される。次に，同サーバーは前述したアルゴリズムを介して乗用車乗員の死亡・重症率を算出し，交通事故の発生場所（地図表示および緯度・経度表示），事故発生時刻，事故からの経過時間，事故車両の車種や色などとともに，ドクターヘリ基地病院の医師個人携帯端末と CS のメールアドレスに即時送信される（図81）。

3 テクノロジー

　現状では，死亡・重症率が5%の閾値を超えた場合にドクターヘリ要請がなされる形態となっている。この閾値（死亡・重症率5%）は，アンダートリアージ率を10%未満にするために決定された値であり，この際にオーバートリアージ率は約60%となるとされている[2]。

【文献】

1) Okuno Y, Kobayashi K, Ishii H：Development of a helicopter operations management system for disaster relief missions. J Am Helicopter Society 61：1-9, 2016.
2) Nishimoto T, Mukaigawa K, Tominaga S, et al：Serious injury prediction algorithm based on large-scale data and under-triage control. Accid Anal Prev 98：266-76, 2017.

▶ Appendix ◀

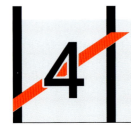# 北総 HEMS 教育プログラム

概　要

　北総 HEMS は全国のドクターヘリ事業の展開・発展に伴い，独自のスタッフ教育体制を発展させてきた。その理由は，北総 HEMS が全国のドクターヘリのモデルとして発展し，新規導入の際のスタッフ教育の場として位置づけられてきたためである。

　その教育プログラムは，次の点を主たる目的として作成されている。
　（1）ドクターヘリ活動の基礎知識・技術の習得
　（2）教育階層と各層の到達目標，および学ぶべき項目の明示
　（3）北総 HEMS のコンセプトの伝承

　とくに北総 HEMS の理念である「Beyond the Theory」を体現するには，確実な Theory を身に着けていることが必須であるため，Theory-Beyond the Theory の 2 段階を意識したプログラム構成となっている。そのすべての内容は，「Standard Operating Procedure (SOP)」に準拠している。

　医師はその教育階層を，observer/trainee/flight doctor/educator の 4 段階とし，おのおの必要な条件，必要な経験症例数，経験すべきミッション，必要なレクチャーなどをすべて経験した後に，educator のチェックを受けて昇格する。これは，フライト回数のみをクリアしても，求められる経験を積まないと次の階層に移れないことを意味するが，一部のまれな経験はラピッドレスポンスカー（以下，ラピッドカー）出動やシミュレーショントレーニングでも代用できるものとしている。また，看護師（フライトナース）の教育プログラムとも一部リンクさせ，さらに，ステップアップの要件として看護師からの評価を取り入れたことも特徴的である。

教育プログラムの内容

1. 目　的
　ドクターヘリミッションは消防の意識の高まりや覚知同時要請の増加などに伴い，高度化・複雑化している。一方で，ドクターヘリ・ラピッドカーの担う役割は不変であり，スタッフの入れ替わりに伴うシステムの質の低下はあってはならない。この教育プログラムは，出動医師の質の担保を最大目標とし，そのために必要な知識を提示する。

2. 階　層
　各階層に到達するために必要な経験症例，レクチャーの条件をすべて満たした後，check OJT にて educator の評価を受ける。

1) observer
　ドクターヘリミッションを見学し，OJT に備える。オブザーバー席に搭乗する。
　【条件】なし。【経験】Level 1 のミニレクチャーを修了している。

2) trainee

on-the-job training。ドクターヘリにおいてはドクター席に搭乗し，上級医師 (flight doctor, educator) とともに出動する。出動した現場でチーム分割を余儀なくするミッションに遭遇した場合は，上級医師の指示に従う。

【条件】下記を満たし，check OJT にて educator 1 名と看護師から認められた者。

- 教育プログラム登録者
- 陸上特殊無線技士 3 級 (受講可能であれば)
- JATEC プロバイダー
- ACLS/ICLS プロバイダー

【経験】

(1) キャンセル除く 30 症例のドクターヘリオブザーバー搭乗 (うち 10 症例はラピッドカーで代用可)。

(2) Level 2 のミニレクチャーを修了している。

3) flight doctor

単独で搭乗，現場での方針決定を行う。trainee, observer とともに出動する。trainee との出動においてはミッションの責任を負う。定期的に educator とともに出動し，継続評価を受ける。

【条件】下記を満たし，check OJT にて educator 2 名以上かつ看護師から認められた者。

- 救命救急センタースタッフとして上級医当直に入っている
- ホットライン対応を行っている
- JPTEC プロバイダー
- MCLS プロバイダー

【経験】

(1) キャンセル除く最低 100 回のドクターヘリ出動 (うち 30 症例はラピッドカーにて代用可)。

(2) 以下の症例経験の決断・執刀，および調整 (まれな手技は可能なかぎり)。

- CPA 以外での鎮静下気管挿管
- 緊急胸腔ドレナージ
- 外科的気道確保
- 骨髄内輸液
- 蘇生的開胸術
- touch & go ミッション
- スタッフ分割ミッション (調整含む)
- 転院搬送 (調整を含む)
- 現場進出，直近着陸 (調整含む)
- エマルゴなどの災害訓練へのプレイヤー参加

(3) Level 3 のミニレクチャーを修了している。

4) educator

教育プログラムを統括し，レクチャーの内容について監修することにより，質の担保を行う。check-OJT に搭乗し，到達度評価を行う。

【条件】以下を満たし，救命救急センター長かつ看護師から認められた者。

- キャンセル除く最低 500 回のドクターヘリ出動
- DMAT 隊員 (日本 DMAT/CL-DMAT)
- 日本航空医療学会認定指導者

▶ Appendix ◀

ミニレクチャー

　教育プログラムでは 3 段階のミニレクチャーを設定している。そのテーマと内容は以下の通りである。

1.　Level 1
- ドクターヘリ安全講習：ヘリポート内，ヘリ周囲の安全管理 (研修指導：朝日航洋)

2.　Level 2
- 導入：北総 HEMS の歴史と理念
- 消防組織の活動：救急隊・救助隊・支援隊の活動と連携 (研修指導：救急救命士)
- 病院前医療 (1)：ドクターヘリ・ラピッドカーにおける医療の特性 (外因)
- 病院前医療 (2)：ドクターヘリ・ラピッドカーにおける医療の特性 (内因)
- 情報伝達：無線の特性 (消防無線，医療無線など)，無線の使い方実習
- 看護師の役割：病院前医療における看護師の役割，教育体制など
- ドクターヘリ運航にかかわる法規：気象，管制圏，離着陸などにかかわる基礎知識
- シミュレーション：training ambulance を使用したシナリオ実習

3.　Level 3
- 病院前医療 (3)：crew resource management，チームワーク
- 小児/周産期：小児救急の特殊性，現場分娩，妊婦など
- 災害医療/多数傷病者：多数傷病者事案における活動コンセプト，災害時のヘリ運用
- prehospital 外傷蘇生：致死的外傷に伴うミッション，蘇生戦略
- ミッションコントロール：時間管理，現場直近，現場進出，連続出動，日没間近など

シミュレーショントレーニング

1.　目　的
　ドクターヘリ・ラピッドカーによる病院前診療に関する知識・技術の整理・共有・向上を目的とし，まれな症例の経験を代用する。

2.　参加者
　flight doctor または educator が主導し，educator が評価を行う。医師，看護師，消防職員，運航クルー，学生などが参加する (医師 1~2 名，看護師 1~2 名，その他，を訓練者とする)。訓練中に実出動要請の可能性があるため，ヘリ当番以外の者が参加する。

3.　準備品
- シナリオファイル
- 訓練用救急車
- 訓練用人形，または患者役の者

- バックボード，ネックカラー，ベルト，無線
- 模擬心電図モニター（しむやん，SimPad® など）
- ドクターバッグ，外傷バッグ，小児バッグ
- Standard Operating Procedure (SOP)
- Hokusoh HEMS Evaluation Form（評価表）

4．方　法

主導医師が，シナリオ症例集（全21症例）から症例を選定し，追加想定（発生場所，時刻，患者バイタルサインなど）を付与する。

受講者は，要請→出動（機上無線通信）→病院前診療→患者搬送までの一連の模擬診療活動を行う（実際に，格納庫→ドクターヘリ機内→訓練用救急車→ドクターヘリ機内と移動しながら訓練を進行する）。

educator またはフライトナース指導者が，Hokusoh HEMS Evaluation Form を用いて評価・フィードバックを行う（訓練内で生じた教訓・注意点・疑問点などで共有すべきと考えられる事項は，シナリオファイル内ノートに記載し，必要に応じてスタッフ会議などで積極的に共有する）。主導医師は「訓練経験一覧表」に訓練日を記入する。

訓練時間は，月〜金曜日の日勤帯に看護師などと時間調整のうえ，「準備10分＋模擬診療30分＋ディスカッション10分＋片付け10分＝60分」を目途に行う。

実出動などにより訓練の中断が余儀なくされた場合，主導医師がシナリオの主要な部分まで進行できたと判断すれば，同日内のディスカッションをもって1回の訓練を完結したとみなすことができる。

5．取り扱い

シミュレーショントレーニングの主導者，評価者，受講者は，訓練施行回数をカウントする（訓練経験一覧表に記入する）。ドクターヘリ研修中の医師については，シミュレーショントレーニングの経験を flight doctor 試験受講資格である100回の実働経験のうち，10回を上限に計上することができる。

6．記　録

可能なかぎり見学者は，トレーニングの様子を VTR および写真にて記録する。

北総 HEMS のコンセプトの伝承

北総 HEMS の基本コンセプトは，「Beyond the Theory」である。

この本質は，これまでの常識をもとに，新しい知見や価値を創造することを意図しているのであり，「突拍子もないこと」をすることを期待されているわけではない。しかし，現場での医療は，病院内の診療と比較して医療資源が少ないにもかかわらず，バリエーションは豊富である。すなわち，予期せぬ出来事が高頻度で起こり得るということを意味する。そこで，SOP に記載されているような既知の知識と経験を組み合わせ，今起きている現場で最良の選択は何かを選ぶことが求められている。

| JCOPY | 〈(社)出版者著作権管理機構 委託出版物〉 |

本書の無断複写は著作権法上での例外を除き禁じられています。
複写される場合は，そのつど事前に，下記の許諾を得てください。
(社)出版者著作権管理機構
TEL. 03-3513-6969　FAX. 03-3513-6979　e-mail：info@jcopy.or.jp

Hokusoh HEMS standard operating procedure

定価（本体価格 3,500 円＋税）

2018年 11 月 15 日　第 1 版第 1 刷発行

編　集／日本医科大学千葉北総病院
　　　　救命救急センター／ショック・外傷センター
発行者／佐藤　枢
発行所／株式会社 へるす出版
　　　　〒164-0001　東京都中野区中野 2－2－3
　　　　Tel. 03 (3384) 8035［販売］　03 (3384) 8155［編集］
　　　　振替 00180-7-175971
　　　　http://www.herusu-shuppan.co.jp
印刷所／永和印刷株式会社
カバー・表紙デザイン／上向由里絵

©2018, Printed in Japan
落丁本，乱丁本はお取り替えいたします。　　　　　〈検印省略〉
ISBN978-4-89269-964-1